Dr. med. Heinz-Wilhelm Esser
DOC ESSER

EINFACH ATEMBERAUBEND

Inhalt

Meine Liebeserklärung an ein ganz besonderes Organ

Wenn man mir als junger Arzt gesagt hätte, dass die Lunge einmal mein absolutes Lieblingsorgan wird, hätte ich vermutlich nur müde gelächelt. Es gibt spannendere Körperteile. Das Herz – das schlägt so schön dramatisch. Das Gehirn – ist unser Supercomputer. Die Leber – kann sogar Alkohol abbauen. Aber die Lunge – da geht doch nur Luft rein und wieder raus. Dachte ich zumindest.

Doch springen wir zurück: Vor gefühlten 100 Jahren endete mein Leben als Berufs-Jugendlicher und ich startete mit ernsthaften Absichten als Assistenzarzt in die Medizin. Zuvor hatte ich zwar mein Studium in einer akzeptablen Zeit an der Uni Köln abgeschlossen, mich aber dann für das wilde Leben als Punkrock-Musiker auf der Bühne entschieden – zum Schrecken meiner Eltern. Ich zog durch die Musikclubs, produzierte Songs, lebte meinen Traum mit Ablaufdatum.

Irgendwann merkte ich schließlich, das kann nicht alles sein. Und wie es der Zufall so wollte, klingelte genau in dieser Phase mein Telefon. Am anderen Ende war Professor Thoma, mein ehemaliger Professor. Er war damals Chefarzt in einem altehrwürdigen Krankenhaus in der Kölner Südstadt. Ich kannte ihn noch aus den 90ern, als ich als Student in seinem Schlaflabor arbeitete. Scheinbar hatte ich mich damals nicht allzu dumm angestellt, denn Professor Thoma erinnerte sich an mich – und bot mir eine Assistenzarztstelle in seiner Abteilung an. Was ich nicht wusste: Er war Lungenfacharzt – mit Leib und Seele. Und noch weniger wusste ich, dass er bereits für mich entschieden hatte, dass ich mich ebenfalls auf die Pneumologie spezialisieren würde. Aber gut – erst mal war ich jung, neugierig und voller Tatendrang.

Meine ersten Monate als Assistenzarzt waren, sagen wir mal, ein Geruchserlebnis. Besonders als der Herbst kam. Denn plötzlich häuften sich die Patienten mit Bronchitis, Lungenentzündungen, COPD-Exazerbationen und allem, was die Atemwege sonst noch lahmlegen kann. Ehrlich gesagt: Ich fand es furchtbar. Die Diagnosen klangen alle gleich – Bronchitis, virale Pneumonie, bakterielle Pneumonie, exazerbierte COPD ... Wer soll das alles auseinanderhalten?

Dazu die vielen Patienten und ihre Liebe zum Glimmstängel. Kaum war der Sauerstoffgehalt im Blut wieder okay, marschierten sie aus dem Krankenhausbett direkt zur Raucherzone vorm Eingang. Während sie sich bei der Physiotherapie kaum bewegten, entwickelten sie für die nächste Zigarette eine Beweglichkeit, die jeden Physiotherapeuten in die Verzweiflung trieb. Ich verstand damals nicht, warum. Heute weiß ich es besser. Nikotin macht süchtig – auf mehreren Ebenen. Der Verzicht darauf ist für viele härter als jede Diät oder Entgiftung.

Es dauerte allerdings nicht lange, bis die Langeweile der Faszination wich. Der auslösende Moment war meine erste arterielle Blutentnahme – eine echte Herausforderung! Denn während die venöse Blutabnahme für Ärzte das tägliche Brot ist, verlangt die arterielle Variante richtiges Fingerspitzengefühl. Mit den Blutgaswerten konnte ich endlich sehen, wie es wirklich um die Lunge steht. Wer braucht Sauerstoff? Wer vielleicht sogar eine maschinelle Unterstützung? Das war schon interessanter als die tägliche „Antibiotikum-Cortison-Routine."

Der nächste faszinierende Schritt war meine erste Lungenspiegelung – der Beginn meiner großen Liebe zur Pneumologie. Zum ersten Mal sah ich eine Lunge von innen und ich wusste: Das ist es! Das will ich können, das will ich verstehen, das will ich richtig machen!

Seitdem habe ich Hunderte von Bronchoskopien durchgeführt. Ich habe Fremdkörper aus Lungen entfernt, Blutungen gestoppt, Proben entnommen und erlebt, wie sehr die Lunge unser Leben bestimmt. Leider bleibt vielen Menschen ein tiefer Einblick in die Funktionen ihrer Lunge verwehrt. Wir nehmen es als selbstverständlich, dass sie funktioniert – bis sie es plötzlich nicht mehr tut.

Genau da möchte ich ansetzen. In den folgenden Kapiteln lernen Sie zu verstehen, wie unsere Lunge funktioniert und was unsere Lunge krank macht. Ich spreche die häufigsten Lungenerkrankungen, ihre Symptome, den Verlauf und die neusten Therapien an.

Ich helfe Ihnen, Ihre Nikotinsucht in den Griff zu bekommen und zeige Ihnen, wie wir sogar unsere Psyche mit der richtigen Atemtechnik stärken können.

Atmen ist Leben. Und unsere Lunge verdient mehr Aufmerksamkeit, als wir ihr normalerweise geben.

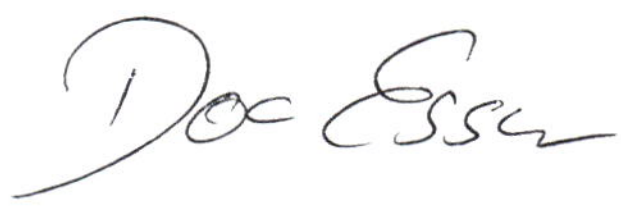

AUFBAU UND FUNKTION

Die Lunge – ein wahres Wunderwerk der Natur! Dieses faszinierende Organ ist nicht nur für das Atmen verantwortlich, sondern spielt eine Hauptrolle in einem beeindruckenden Gasaustausch, der uns am Leben hält. Jeden Tag, mit jedem Atemzug, holt sie frischen Sauerstoff in unser Blut, während sie gleichzeitig das Kohlendioxid, das wir nicht mehr brauchen, wieder loslässt.

Doch die Lunge kann viel mehr als nur „ein- und ausatmen". Sie hilft dabei, unseren Säure-Basen-Haushalt im Gleichgewicht zu halten, und ist ein echter Held im Kampf gegen Eindringlinge, die unser Immunsystem herausfordern wollen. In einer Zeit, in der Atemwegserkrankungen wie Asthma, COPD und sogar COVID-19 in den Vordergrund rücken, wird uns schmerzlich bewusst, wie wichtig eine gesunde Lunge ist. Das Verständnis ihrer Funktionsweise, ihrer Anatomie und der Faktoren, die ihre Gesundheit beeinflussen, ist somit essenziell für unser Leben.

In diesem spannenden Ratgeber werden wir gemeinsam die multifunktionale Bedeutung der Lunge erkunden und die Herausforderungen beleuchten, die uns auf dem Weg zu einer besseren Lungengesundheit begegnen.
Machen Sie sich bereit, in die faszinierende Welt der Lungen einzutauchen – es wird atemberaubend!

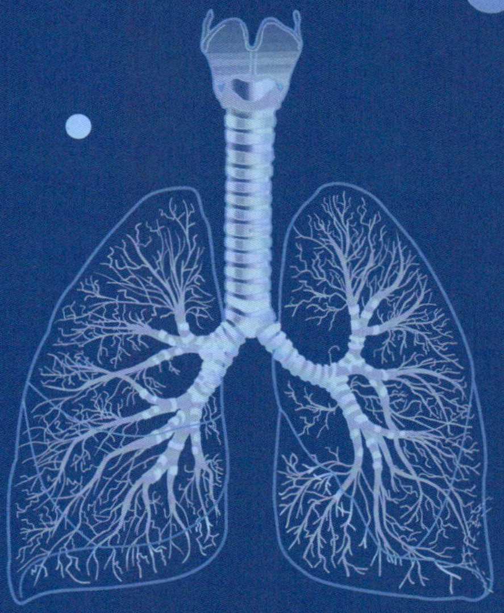

Die Lunge: Ihr ganz persönlicher Luftlieferant

Wenn Sie in Ihren Körper hineinschauen könnten, würden Sie die Lungen links und rechts vom Herzen sehen. Das Herz ist also quasi dasjenige Organ, das mit viel Leidenschaft dafür sorgt, dass nährstoffreiches Blut durch den Körper gepumpt wird, während die Lunge dafür sorgt, dass Sie niemals ohne frische Atemluft dastehen. Diese beiden Organe arbeiten Hand in Hand, um Ihr Überleben zu sichern!

Direkt unterhalb der Lunge befindet sich das Zwerchfell, ein flaches Muskelgewebe, das oft als der „Kraftheber" beim Atmen bezeichnet wird. Wenn Sie einatmen, zieht sich das Zwerchfell zusammen und senkt sich, was Platz für die Lungen schafft, um sich auszudehnen – eine Art innere Akrobatik, könnte man sagen!

Rund um die Lunge sind andere wichtige Organe angeordnet: Die Leber im rechten Oberbauch hilft, Giftstoffe abzubauen. Im Zuge des Atemvorgangs hat die Lunge auch einen gewissen Einfluss auf das Zwerchfell und die Bauchregion, was Ihnen das Gefühl geben kann, die Luft anhalten zu müssen, wenn Sie zu lange lachen!

1. Die Luftröhre – die Eingangshalle
Alles beginnt in der Luftröhre, die wie der Haupteingang zur Lunge ist. Hier kommt die frische Luft rein, im Vorfeld wurde sie aber noch schön durch die Nase gefiltert, denn Nasenhaare, Schleim und alles, was man in der Nase natürlich findet, dient dem Filterungsprozess, sodass keine Brösel in der Lunge landen. Die Luftröhre, auch Trachea genannt, ist bei Gesunden stabil wie ein Gartenschlauch.

2. Die Bronchien – die Verteiler
Die Luftröhre ist bis zur Teilung in die Bronchien 10 bis 12 cm lang. Etwa in Höhe des 5. Brustwirbels teilt sie sich in zwei dicke Hauptrohre, die Bronchien. Ganz demokratisch wird nun die Luft in beide Lungenflügel verteilt, wobei der rechte Lungenflügel etwas größer ist, da der linke dem Herzen Platz lassen muss.

3. Die Bronchiolen – die Verästelungen
Die Bronchien verzweigen sich immer weiter und weiter – ungefähr so, wie bei einem umgedreh-ten Baum. Unten angekommen, landen wir bei den Bronchiolen, den Miniröhrchen.

4. Die Alveolen – das Herzstück
Am Ende jeder Bronchiole sitzen kleine Lungenbläschen, die Alveolen. Eine gesunde Lunge enthält 300 bis 400 Millionen davon, die sich erst bis zum 15. Lebensjahr voll entwickelt haben. Sie sind die wahren Stars der Show. Hier findet der eigentliche Gasaustausch statt: Sauerstoff rein, CO_2 raus. Dieser Vorgang dauert nur eine Viertelsekunde. Ein rotes Blutkörperchen schnappt sich den frischen Sauerstoff und verteilt ihn im ganzen Körper. Die roten Blutkörperchen sind quasi die Sauerstoff-Taxis, die überallhin fahren: ins Gehirn, in die Muskeln – sogar in die Spitze des klei-

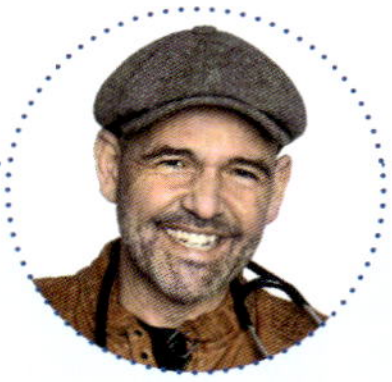

DOC ESSERS FAKTEN-CHECK

- Wir atmen als Erwachsene pro Minute 14- bis 16-mal.
- Pro Atemzug sind das durchschnittlich 0,5 Liter, pro Tag sind es über 20 000 Atemzüge und zwischen 10 000 und 20 000 Liter Luft!
- Die Lunge ist einem Schwamm sehr ähnlich und hat eine durchschnittliche Höhe von 25 cm.
- Die Lunge ist mit durchschnittlich 700 Gramm ein Leichtgewicht.
- Jeder Mensch sollte zwei Lungenflügel haben. Der rechte teilt sich in drei, der linke in zwei Lappen auf.
- Die Bronchien haben eine Gesamtlänge von 700 Metern.

ne Zehs. Und das verbrauchte CO_2? Das wird zurück zur Lunge gebracht. Unsere Lungenbläschen sorgen für diesen reibungslosen Gasaustausch. Würde man die Bläschen aufschneiden und die einzelnen Flächen zusammenlegen, käme man auf rund 80 Quadratmeter.

5. Die Kapillare

Das sind ganz kleine Blutgefäße, die an den Lungenbläschen liegen. Ein rotes Blutkörperchen schnappt sich den frischen Sauerstoff und verteilt ihn über die Kapillare im ganzen Körper. Und das verbrauchte CO_2? Das wird zurück zur Lunge gebracht Würde man diese aneinanderreihen, käme man auf über 1600 Kilometer!

6. Die Pleura – der Schutzanzug

Die Pleura ist die Schutzfolie, die die Lunge in Schuss hält. Das ist wie eine Art Schmiermittel, das verhindert, dass die Lunge und der Brustkorb aneinanderrubbeln wie zwei alte Scharniere. Ohne die Pleura wär's nicht nur schmerzhaft, sondern auch richtig anstrengend. Die Pleura beteht aus zwei Blättern. Das eine überzieht die Lunge – das Lungenfell –, das andere überzieht die Rippen – das Rippenfell. Der Spalt dazwischen heißt Pleuraspalt.

Warum wir immer atmen – auch im Schlaf

Wir atmen immer – auch im Schlaf, weil unsere Atmung ein unbewusster, automatischer Prozess ist, der vom vegetativen Nervensystem gesteuert wird. Die dafür notwendigen Informationen werden über Dehnungsrezeptoren in den Muskelgruppen (melden eine vermehrte Muskeltätigkeit ans Gehirn) und Chemorezeptoren (Messfühler, die auf Kohlendioxid- und Säuregehalt im Blut reagieren) geliefert. Denn während wir schlafen, benötigt unser Körper weiterhin Sauerstoff, um die normalen Funktionen des Körpers aufrechtzuerhalten, wie zum Beispiel den Stoffwechsel und die Körpertemperatur.

Unsere Lungenflügel wären alleine recht passiv, sie werden für das Einatmen durch das Zwerchfell und die Rippenmuskulatur unermüdlich bewegt. Das Ausatmen schafft die Lunge jedoch allein. Bei hoher Belastung oder bei Atemnot werden Atemhilfs-

muskeln unterstützend zugeschaltet.
In der Atemmuskulatur steckt jede Menge Potenzial. Wer die Atemmuskulatur aktiv trainiert, kann ihre Leistung um bis zu 300 % steigern. Wer seine Atemmuskeln allerdings vernachlässigt, kann auch weniger Leistung bringen. Sobald das Zwerchfell ermüdet, erhält die Muskulatur den Hinweis, dass Sie eine Pause einlegen muss.

Aufbau der Atemwege

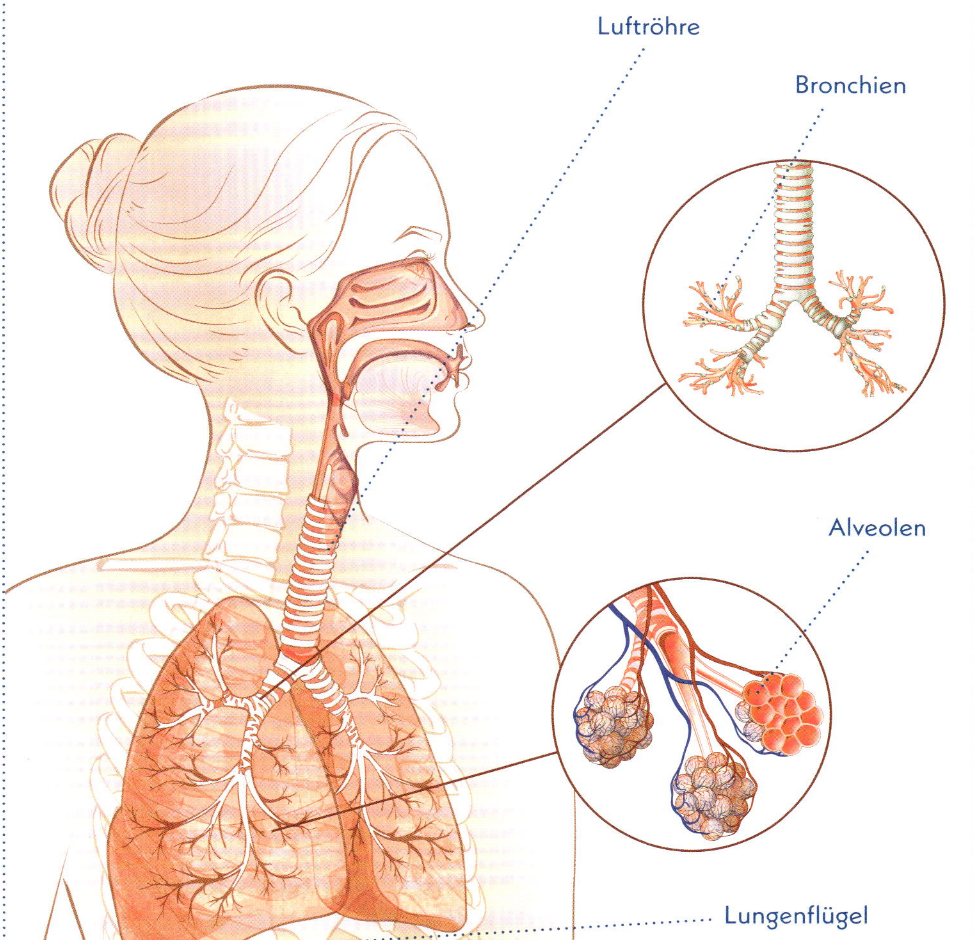

UMWELTVERSCHMUTZUNG, FEINSTAUB, KLIMA & CO.

Luftverschmutzung ist überall, aber wir nehmen sie viel zu selten ernst. Bisher ging man von etwa 4,5 Millionen Menschen jährlich aus, die an den Folgen schlechter Luft versterben. Neuste Studien sprechen mittlerweile von 8,8 Millionen Toten pro Jahr – fast doppelt so viele!

Wir fühlen uns trotzdem fälschlicherweise sicher. Aber man muss es deutlich sagen, allein in Europa sterben jedes Jahr knapp 800 000 Menschen vorzeitig, weil die Luftqualität wirklich schlecht ist. Damit reiht sich schlechte Luft neben die großen Gesundheitsrisiken wie Rauchen, Übergewicht, Bluthochdruck oder Diabetes ein.

Zum Vergleich: Tabakrauch – einschließlich Passivrauchen – verursacht laut WHO etwa 7,2 Millionen Todesfälle im Jahr. Der einzige Unterschied: Rauchen können Sie sich zumindest abgewöhnen, schlechte Luft nicht. Atmen müssen wir alle!

Die Weltgesundheitsorganisation (WHO) hat 2021 neue Richtwerte zur Luftqualität festgelegt und die gehen ans Eingemachte. Der erlaubte Stickstoffdioxid-Wert (NO_2) wurde von 40 auf 10 Mikrogramm pro Kubikmeter Luft runtergesetzt. Bei Feinstaub sieht es ähnlich aus, hier liegt die Empfehlung jetzt bei maximal 5 Mikrogramm pro Kubikmeter bei den besonders kleinen Partikeln (PM2.5). Dies sind jedoch „nur" Empfehlungen, der gesetzlich bindende EU-Grenzwert liegt immer noch bei schlappen 25 Mikrogramm. Da hinken wir meilenweit hinterher.

Man muss sich darüber klar sein, würden wir die WHO-Richtwerte umsetzen, hätte das drastische Folgen. Viele Messstationen in Deutschland würden umgehend Überschreitungen anzeigen und Verbote und Regelungen stünden an der Tagesordnung. Verbote machen aber auf Dauer keinen Spaß, wir müssen also umdenken.

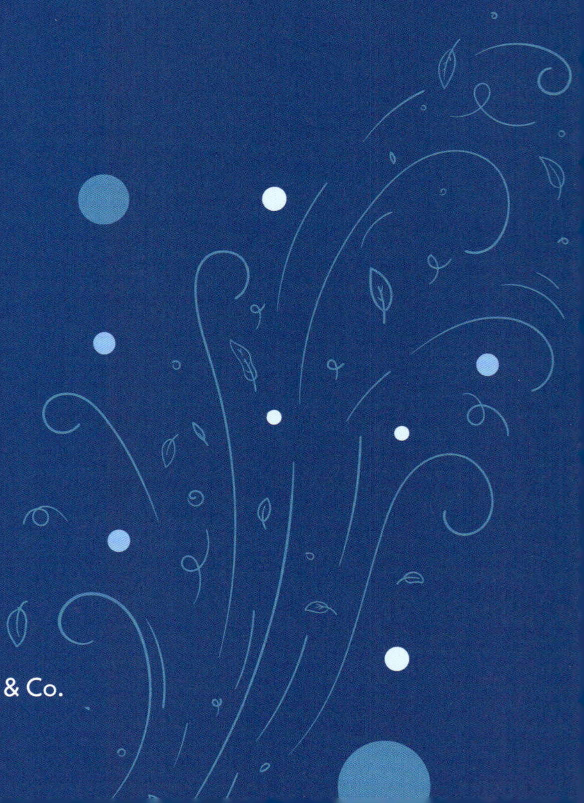

Wie gefährlich sind Feinstaub, Stickoxide und Ozon?

Feinstaub ist der fiese Typ, der sich in Ihre Lunge schleicht, bis in die kleinsten Bläschen (Alveolen). Je kleiner die Partikel, desto gefährlicher. Manche von ihnen schaffen es sogar bis in den Blutkreislauf und wandern in andere Organe. Das löst Entzündungen und oxidativen Stress aus, Ihr Körper fühlt sich permanent unter Beschuss. Besonders Partikel aus Verbrennungsprozessen, also von Autos, Heizungen oder Industrie, sind dabei gesundheitlich mehr als bedenklich.

Weitere Schadstoffe wie Stickstoffdioxid (NO_2) und Ozon sind ebenso schädlich. NO_2 reizt die Atemwege, löst Entzündungen aus und verursacht Exazerbationen (akute Verschlechterungen) bei vorbestehenden Lungenerkrankungen wie Asthma bronchiale.

Ozon ist ein Gas, das in der Atmosphäre gebildet wird, wenn Sonnenlicht chemische Reaktionen zwischen Luftschadstoffen wie Stickoxiden und flüchtigen organischen Verbindungen auslöst, die vor allem aus Fahrzeugabgasen und Industrieemissionen stammen. Obwohl Ozon in der Stratosphäre als Schutzschild gegen schädliche UV-Strahlung wichtig ist, ist es in der Troposphäre (unser Lebensraum auf der Erde) ein schädlicher Luftschadstoff, der Atemprobleme, Allergien und andere gesundheitliche Beschwerden wie Kopfschmerzen verursacht.

Spürbare Folgen

Wir Lungenärzte stellen in den letzten Jahren eine deutliche Zunahme von Allergikern und Asthmatikern fest. Zudem gibt es kaum noch eine Saison im Jahr, die für allergische Asthmatiker einigermaßen erträglich wäre und in der die inhalative Medikation mal ausgelassen werden könnte. Durch den Klimawandel kommt es zu verfrühten Blühperioden – teilweise bereits im Dezember!

Laut einer aktuellen Studie blühen einige Pflanzen angesichts des Klimawandels inzwischen mehr als einen Monat früher als noch vor Jahrzehnten. Wissenschaftler von der Universität Cambridge haben dazu insgesamt fast 420 000 Daten zum Blühbeginn von mehr als 400 Pflanzenarten ausgewertet.

Die Mitarbeiter des Deutschen Wetterdienstes haben die Zeiträume 1961 bis 1990 und 1991 bis 2021 für jeweils einzelne Arten verglichen. Das Ergebnis: Die Haselblüte beginnt demnach im Vergleich der beiden Zeiträume 17 Tage früher. Die Forsythien- und die Apfelblüte sind um elf Tage vorgezogen. Bei der Blüte der Sommerlinde, die den Hochsommer anzeigt, sind es zehn Tage.

Klimawandel und Luftverschmutzung pushen also die Pollenproduktion von Bäumen und Gräsern. Das bedeutet mehr Stress für die Pflanzen: Sie produzieren mehr Pollen und diese sind durch den Feinstaub auch noch aggressiver.

Kaum einer weiß, dass Schadstoffe wie NO_2 die chemische Struktur von Birkenpollen verändern, wodurch sie stärker allergieauslösend wirken. Ein weiterer Faktor: In Städten werden oft klimaresistente, aber hochallergene Bäume gepflanzt, ein Beispiel ist die Purpurerle. Ja, sie gedeiht wunderbar in einem Stadtpark, aber sie beginnt bereits an Weihnachten mit der Pollenproduktion. Es gäbe einfache Lösungen, wenn man ganzheitlich denkt. Spitzahorn oder Kirschbäume sind beispielsweise ebenso geeignet, quälen aber unsere Asthmatiker nicht.

Der Wissensstand von heute

Feinstaub, Ozon und Stickstoffdioxid sind die drei großen Übeltäter für die Lunge. Sie kommen meistens im Paket und sie haben oft die gleichen Quellen: Autos, Industrie, Heizungen. Wenn es auf der Straße also nach Abgas riecht, atmet man meist nicht nur einen Stoff ein, sondern gleich einen ganzen Cocktail an Schadstoffen. Das Problem für die Forschung: Wenn diese Stoffe immer zusammen auftreten, ist es gar nicht so einfach zu sagen, wer von ihnen genau welchen Schaden anrichtet. Die Effekte überlappen sich und je stärker die Korrelation, desto schwieriger wird es, sie auseinanderzuhalten.

Trotzdem: Es gibt feine Unterschiede, die anhand von satellitengesteuerten Messungen und Messstationen zutage kamen. Feinstaub verteilt sich zum Beispiel relativ gleichmäßig über eine Stadt, Stickstoff hingegen tritt ganz nach Gebiet unterschiedlich stark auf.

Saubere Luft = längeres Leben?

Ja, und zwar messbar! Saubere Luft ist nicht nur eine Frage von Umweltromantik oder politischem Gutmenschentum – sie rettet Leben. Und das Beste daran? Die Erfolge kann man messen. Ganz konkret.

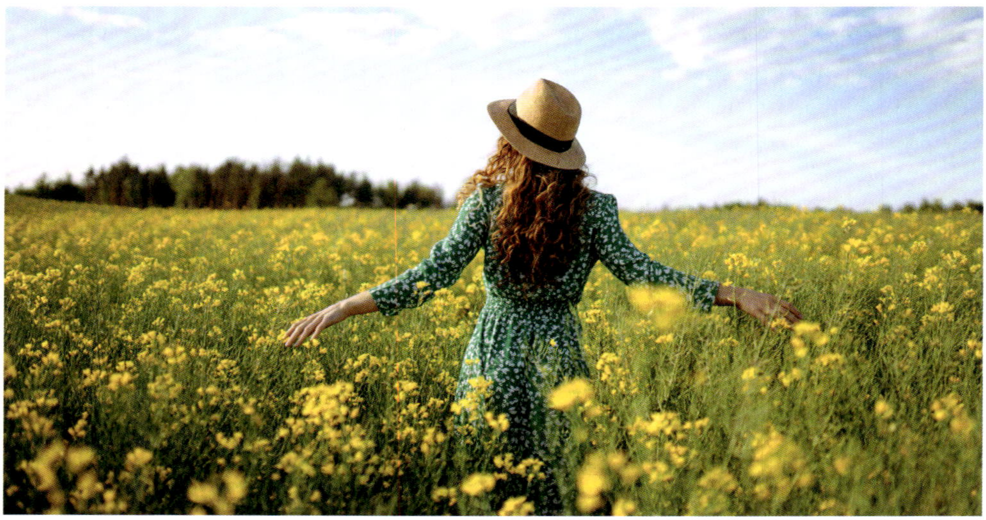

Ganz real. Ganz wissenschaftlich.
Eine eindrucksvolle Studie aus den USA aus dem Jahr 2009 hat gezeigt: Wenn der Feinstaubgehalt (PM_{10}) um nur 10 Mikrogramm pro Kubikmeter sinkt, steigt die Lebenserwartung der Menschen in der Region um satte sechs Monate! Und das ganz ohne Pillen, OPs oder Fitnesswahn – nur durch saubere Luft!

ZAHLEN, DIE NACHDENKLICH MACHEN

Studien zeigen, dass wir auf eine echte Allergie-Epidemie zusteuern. Wissenschaftler gehen davon aus, dass bis 2025 rund die Hälfte aller Menschen in Europa an einer allergischen Erkrankung leiden könnten. Selbst Menschen, die bisher keine Allergien hatten, sind zunehmend betroffen, weil sie länger und in höherer Konzentration den immer aggressiveren Pollen ausgesetzt sind.

Aber warum werden die Pollen aggressiver? Ein wichtiger Faktor ist die zunehmende CO_2-Konzentration in der Luft. Kombiniert mit Schadstoffen wie Ozon, Feinstaub und Stickstoffdioxid führt das dazu, dass Pollen stärker allergieauslösend wirken. Gleichzeitig greifen diese Luftschadstoffe unsere natürlichen Barrieren an – wie die Schleimhäute der Atemwege. Das macht es den Pollen leichter, in unseren Körper einzudringen und unser Immunsystem in Alarmbereitschaft zu versetzen.

In Dänemark hat man es noch genauer durchgerechnet: Eine 20-prozentige Reduktion von Stickstoffdioxid (NO_2) könnte im Schnitt 1,3 bis 1,6 zusätzliche Jahre in guter Gesundheit bringen – und immerhin noch 0,3 bis 0,5 Jahre längere Lebenserwartung insgesamt. Und auch die Schweiz hat dazu geforscht: Dort zeigen Studien, dass bessere Luftqualität die medizinischen Kosten senkt – und auch die Zahl der Krankheitstage im Job. Bedeutet im Klartext: Wenn die Luft sauberer wird, spart das nicht nur Menschenleben, sondern auch Millionen Kosten im Gesundheitssystem.

Am Ende ist es wie immer im Leben: Man kann viel messen, rechnen und diskutieren – aber irgendwann muss man auch mal handeln. Klar: Prävention kostet Geld. Aber keine Prävention kostet Leben!

Klima oder Wetter?
Viele Menschen werfen die Begriffe „Wetter" und „Klima" munter durcheinander. Dabei ist der Unterschied wichtig, vor allem, wenn wir verstehen wollen, wie sich die Umwelt auf unsere Gesundheit auswirkt. Wetter beschreibt den aktuellen Zustand der Atmosphäre: Ist es warm oder kalt? Regnet es? Weht ein Wind? Das Wetter kann sich täglich oder sogar stündlich ändern.

Klima hingegen beschreibt den durchschnittlichen Wetterverlauf über viele Jahre – meistens über einen Zeitraum von 30 Jahren. Erst wenn man sich diese langfristigen Daten anschaut, erkennt man Veränderungen, die den Klimawandel belegen. Ein Beispiel: Seit 1881 werden in Deutschland systematisch Wetterdaten erfasst. Und diese zeigen glasklar: Die durchschnittliche Jahrestemperatur ist bis 2021 um 1,6 Grad Celsius gestiegen. Zum Vergleich: Weltweit liegt der Anstieg bisher bei etwa 1,1 Grad. Deutschland erwärmt sich also schneller als viele andere Regionen – und das hat Folgen.

Auswirkungen des Klimawandels auf unsere Gesundheit

Der Klimawandel ist kein Problem von morgen, sondern betrifft uns hier und jetzt. Besonders gefährdet: Menschen mit Lungenkrankheiten wie Asthma, COPD oder chronischer Bronchitis, aber auch Neurodermitis, Heuschnupfen oder allergisches Asthma treten infolge von milden Wintern und späten Herbstphasen verstärkt auf.

Hitze – der unsichtbare Atem-Stress

Bei Hitze verändert sich unser Körper: Die Blutgefäße erweitern sich, das Herz arbeitet mehr und der Körper verliert Wasser. Für Menschen mit gesunden Lungen ist das oft kein großes Problem. Bei chronischen Lungenkrankheiten jedoch kann Hitze lebensgefährlich sein.

Eine britische Studie aus dem Jahr 2023 zeigt, pro 1 °C Temperaturanstieg über 23 °C erhöht sich das Risiko für eine Krankenhauseinweisung bei COPD-Patientinnen und -Patienten um 1,5 %. Bei 35 °C sind das fast 18 % mehr! Laut einer Metaanalyse aus China verschlechtert sich die Lungenfunktion bei Asthma signifikant, sobald Temperaturen über 30 °C erreicht werden – insbesondere bei Kindern.

Hitze und Trockenheit sorgen dafür, dass sich Luftschadstoffe regelrecht stauen. Es fehlen Regen und Wind, um die Atmosphäre zu reinigen. Die Folge: eine hohe Konzentration an Feinstaub, Ozon und Pollen in Bodennähe.

GEFAHR DURCH GEWITTER

Ein weiteres Phänomen, das durch den Klimawandel begünstigt wird, ist das sogenannte Gewitterasthma. Dabei können starke Gewitter, die während hoher Pollenbelastung auftreten, die Allergene in der Luft regelrecht „aufsprengen". Diese winzigen Partikel gelangen dann tief in die Atemwege und lösen bei Betroffenen schwere Atembeschwerden aus. Menschen mit Asthma sollten sich daher bei Gewittern – besonders in der Pollensaison – besser drinnen aufhalten.

Auch Starkregen und Hochwasser sind ein Problem. Sie sorgen für eine höhere Luftfeuchtigkeit, die das Wachstum von Schimmelpilzen begünstigt – sowohl im Freien als auch in Innenräumen. Für Menschen mit Lungenvorerkrankungen bedeutet das eine zusätzliche Belastung, da Schimmelpilze diese auslösen oder verstärken können.

Pollen

Mit dem Klimawandel kommen auch immer mehr sogenannte Neophyten nach Europa – also Pflanzen, die ursprünglich aus anderen Regionen stammen. Ein Beispiel dafür ist die Ambrosia. Diese Pflanze produziert unfassbare Mengen an Pollen – bis zu 1 Milliarde Pollen pro Pflanze! Das Problem: Bereits sechs (!) Pollen der Ambrosia reichen aus, um bei empfindlichen Menschen eine allergische Reaktion auszulösen. Und schlimmer noch – diese Pollen fördern auch die Sensibilisierung, was bedeutet, dass immer mehr Menschen neu allergisch darauf reagieren.

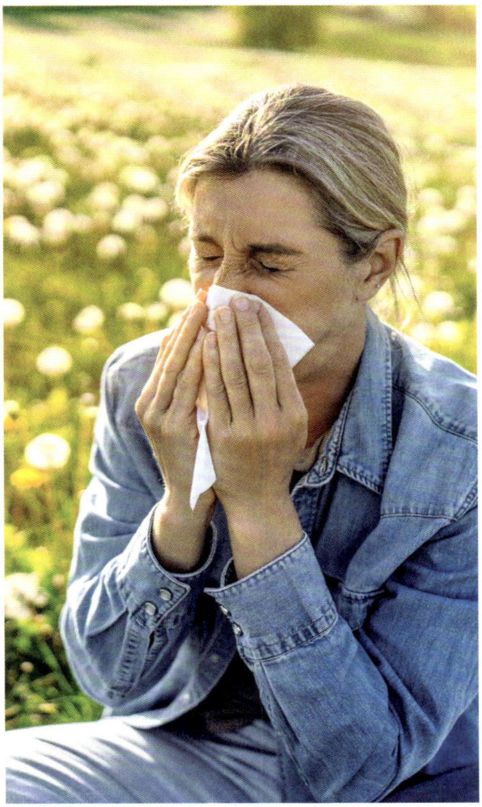

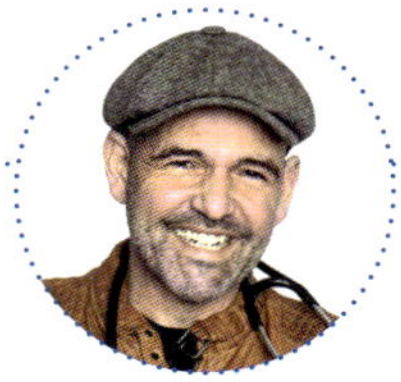

DOC ESSERS VORSORGETIPP

Menschen mit Atemwegserkrankungen gehören zu den am stärksten betroffenen Gruppen. Deshalb ist es wichtig, sich zu schützen – individuell und im Alltag – durch:

- Regelmäßige ärztliche Kontrollen und Lungenfunktionsprüfungen
- Medikamentenanpassung vor der Hitzesaison mit dem Arzt besprechen
- Hitzewarnsysteme vom Deutschen Wetterdienst abonnieren
- Pollenvorhersagen beachten und eventuell medikamentös gegensteuern
- Bei hoher Luftverschmutzung: Mund-Nasen-Maske tragen, Hauptverkehrsstraßen meiden
- Genug trinken – auch ohne Durst!
- Möglichst in kühlen, gut belüfteten Räumen aufhalten und keine sportlichen Aktivitäten in der Mittagshitze!

RAUCHEN – DER GARANTIERTE LUNGENTOD

Rauchen ist das Schlimmste, was Sie Ihrer Lunge antun können. Ich weiß, das klingt drastisch, aber es ist die Wahrheit. Warum das so ist und ob Tabakerhitzer und Vapes eine bessere Alternative sind, möchte ich Ihnen einmal genauer erklären.

Stellen Sie sich Ihre Lunge vor wie eine wunderschöne Tropfsteinhöhle mit Millionen kleiner Gänge und Kammern – ja, ich bin ein Fan der bildlichen Sprache! Rauchen ist, als würden Sie Teer in diese Höhle kippen. Die feinen Härchen (Flimmerhärchen), die normalerweise den Dreck aus der Lunge befördern, werden regelrecht verklebt. Das bedeutet: Schadstoffe und Schleim bleiben in der Lunge hängen – und da beginnt das Drama.

In jeder Zigarette stecken über 7000 Substanzen, von denen rund 70 nachweislich krebserregend sind. Diese Inhaltsstoffe sind äußerst besorgniserregend und in der Tat ist eine Vielzahl von bedenklichen Substanzen enthalten. Dazu gehört Teer, ja, damit werden sonst Straßen gebaut. Auch Blausäure steckt in Zigaretten, eine äußerst tödliche Chemikalie, die die Fähigkeit besitzt, die Zellatmung zu hemmen. Ein weiterer gefährlicher Inhaltsstoff ist Formaldehyd, das zu Reizungen der Atemwege führt. Zudem sind Schwermetalle wie Cadmium oder Blei in Zigarettenrauch enthalten, die ebenfalls gesundheitsschädlich sind. Und schließlich ist da noch Nikotin – der Stoff, der für die Suchtgefahr verantwortlich ist und die Menschen dazu bringt, immer wieder zur Zigarette zu greifen.

All diese Gifte reizen Ihre Lunge permanent. Die Folgen sind Entzündungen, die Ihre Lunge nicht nur unflexibler machen, sondern auch die Atemwege verengen und die Lungenbläschen zerstören. Damit sinkt leider auch die Sauerstoffaufnahme. Man bekommt immer schlechter Luft und die Lunge wird stetig unflexibler. Langfristig führt das zu COPD (chronisch obstruktive Lungenerkrankung).

Das ist eine irreparable Schädigung der Lunge, die Sie am Ende schon bei kurzen Wegen außer Atem bringt. (Mehr zu COPD siehe S. 43.)

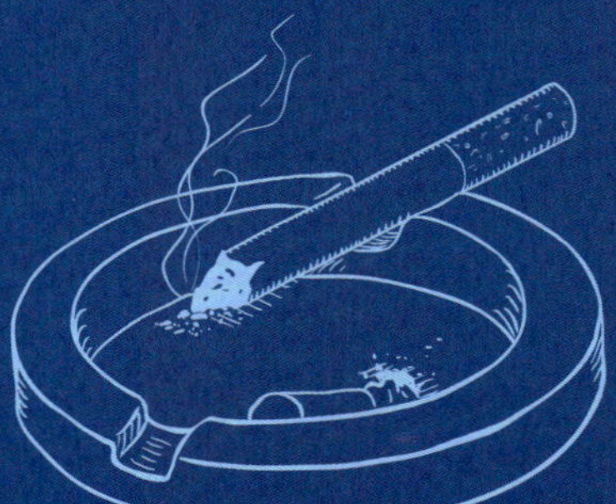

Gefahr Nummer eins

Rauchen ist zusätzlich die Hauptursache für Lungenkrebs. Rund 85 % aller Lungenkrebsfälle gehen auf das Konto von Zigaretten. Das Risiko ist bis zu 30-mal höher als bei Nichtrauchern. Kurz erklärt greift Tabakrauch die Zellen direkt an – und zwar an der DNA. Mit jedem Zug steigt das Risiko, dass sich in den Atemwegen bösartige Zellen bilden. Besonders betroffene Organe sind: Lunge, Kehlkopf, Speiseröhre, Blase, Bauchspeicheldrüse. (Mehr zu Lungenkrebs siehe S. 56.)

Spielt die Anzahl der gerauchten Zigaretten eine Rolle?

Ja, die Anzahl der täglich gerauchten Zigaretten macht einen erheblichen Unterschied für die gesundheitlichen Auswirkungen des Rauchens. Das Risiko, durch regelmäßigen Zigarettenkonsum ernsthaft zu erkranken, steigt tendenziell mit der Anzahl der gerauchten Zigaretten. Es ist wichtig zu betonen, dass der beste Weg, um die gesundheitlichen Risiken des Rauchens zu minimieren, darin besteht, ganz mit dem Rauchen aufzuhören. Jeder Einzelne kann von einer Nikotinentwöhnung profitieren, unabhängig von der Anzahl der täglich gerauchten Zigaretten.

Was ist mit Tabakerhitzern?

Tabakerhitzer verkaufen sich als die „gesündere" Alternative. Aber was ist da dran? Anders als bei Zigaretten wird der Tabak nur erhitzt, nicht verbrannt. Die erreichten Temperaturen liegen so nur bei 300 °C. Dadurch entstehen weniger Schadstoffe. Klingt erst mal besser, oder? Aber Vorsicht! Weniger ist nicht gleich harmlos. Auch Tabakerhitzer setzen gesundheitsschädliche Stoffe wie Nikotin, Kohlenmonoxid und krebserregende Chemikalien frei. Weil von diesen Tabakerhitzern erhebliche Gesundheitsgefahren ausgehen, dürfen ihnen keine Aromen zugesetzt werden, die den Geschmack verändern und so den Einstieg ins Rauchen vereinfachen.

Mein Fazit: Tabakerhitzer sind nicht „gesund" – sie sind bestenfalls das kleinere Übel.

Und was ist mit Vapes (E-Zigaretten)?

Wenn der Benutzer die Vape anmacht, wird eine kleine Heizspirale (Coil) aktiviert. Sie erhitzt das Liquid auf 150 bis 250 °C. Es besteht hauptsächlich aus Propylenglykol und pflanzlichem Glycerin, die als Lösungsmittel dienen, sowie Nikotin in verschiedenen Konzentrationen und verschiedenen Aromen, die das Dampfvergnügen abrunden sollen. Sobald die Temperatur hoch genug ist, verdampft die Flüssigkeit und wird in einen aerosolartigen Dampf umgewandelt. Dieser Dampf hat die Eigenschaften eines Nebels und ist beim Inhalieren leicht aufnehmbar. Der Benutzer atmet den Dampf durch das Mundstück ein, wodurch die in der E-Liquid enthaltenen Aromen und eventuell das Nikotin in den Körper gelangen.

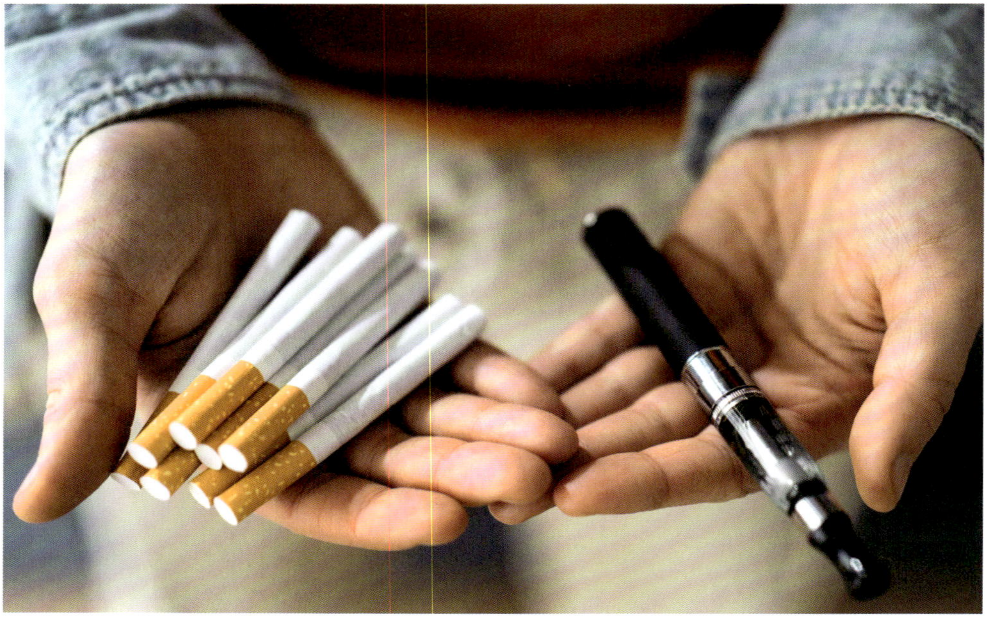

Unterschiede zu klassischen Zigaretten

Der Hauptunterschied: Bei E-Zigaretten wird nichts verbrannt, sondern verdampft. Das heißt, es entsteht kein Teer – das ist schon mal ein Pluspunkt für die Lunge. Aber, im Dampf sind trotzdem Schadstoffe wie Formaldehyd, Acrolein und Schwermetalle enthalten. Diese kommen aus dem Liquid oder durch die Erhitzung zustande. Besonders bei billigen Geräten kann die Heizspirale Schadstoffe wie Blei oder Nickel freisetzen – und die landen dann in Ihrer Lunge.

Wenn Sie Ihrer Lunge wirklich was Gutes tun wollen, gibt's nur eine Lösung: Hören Sie komplett auf! Jeder Tag ohne Nikotin und Schadstoffe gibt Ihrer Lunge die Chance, sich zu regenerieren.

Die Langzeitfolgen

Seit ein paar Jahren sind nun auch die ersten Studien im Zusammenhang des Vape-Konsums auf die Gesundheit von Jugendlichen veröffentlicht. Die Ergebnisse sind erschreckend. Ich möchte Ihnen eine Studie einmal genauer vorstellen:
Die Studie von Yousefi et al. (2020) mit dem Titel „Electronic Cigarette Use and Cognitive Function among Adolescents" untersuchte den Zusammenhang zwischen dem Konsum von E-Zigaretten und der kognitiven Leistungsfähigkeit bei Jugendlichen. Die Studie wurde durchgeführt, um besser zu verstehen, wie der Konsum von E-Zigaretten, insbesondere die Verwendung von nikotinhaltigen Produkten, die kognitiven Funktionen von Jugendlichen beeinflusst. Dies ist besonders relevant,

da das Gehirn von Jugendlichen sich noch in der Entwicklung befindet und daher anfälliger für die negativen Auswirkungen von Nikotin sein könnte.

Ergebnisse

Die Ergebnisse zeigten eine signifikante Assoziation zwischen dem Konsum von E-Zigaretten und einer verminderten kognitiven Leistungsfähigkeit. Jugendliche, die regelmäßig E-Zigaretten konsumierten, schnitten schlechter in den kognitiven Tests ab als ihre nicht konsumierenden Altersgenossen.

Die Beeinträchtigungen waren besonders ausgeprägt bei den Jugendlichen, die nikotinhaltige E-Zigaretten verwendeten. Dies deutet darauf hin, dass Nikotin möglicherweise ein Hauptfaktor für die kognitiven Einschränkungen ist.

Die Studie stellte außerdem fest, dass Jugendliche mit hohem Vaping-Konsum größere Schwierigkeiten hatten, sich zu konzentrieren und Informationen zu speichern. Außerdem wurde beobachtet, dass die Problemlösungsfähigkeiten beeinträchtigt waren, was auf eine generelle kognitive Beeinträchtigung durch den Konsum von E-Zigaretten hinweist.

Wer das erste Mal eine Zigarette raucht, wird sie nicht sonderlich abfeiern. Den meisten wird übel, sie bekommen Kopfschmerzen und verzichten auf einen weiteren „Genuss“. Anders ist es bei den Vapes. In buntesten Farben werden diese angeboten. Hier funktioniert die Marketingmaschine perfekt! Ich vergleiche das immer mit den Alcopops, die mal eine Zeit lang bei jungen Erwachsenen in Mode waren. Erinnern Sie sich?

DER DOC-ESSER-VERGLEICH

Aspekt	Zigaretten	Tabakerhitzer	Vapes
Schadstoffe	Sehr hoch	Mittel	Mittel bis hoch
Nikotin	Hoch	Hoch	Variabel (oft hoch)
Krebsrisiko	Sehr hoch	Hoch	Noch unklar, aber vorhanden
Lungenschäden	Sehr hoch	Hoch	Mittel bis hoch

Was passiert mit Ihrer Lunge, wenn Sie aufhören zu rauchen?

NACH 20 MINUTEN:

Der Blutdruck sinkt, der Puls normalisiert sich und die Durchblutung verbessert sich. Ihr Körper merkt: „Hier kommt gar kein Gift mehr rein – cool!"

NACH 8 STUNDEN:

Der CO-Spiegel (Kohlenmonoxid) in Ihrem Blut fällt. Das bedeutet, Ihr Blut kann endlich wieder mehr Sauerstoff transportieren. Ihre Lunge jubelt: „Ich kriege wieder Luft!" Und damit werden Sie sofort leistungsfähiger und vitaler.

NACH 24–48 STUNDEN:

Ihr Körper hat das Nikotin komplett abgebaut. Die Nervenenden beginnen sich zu erholen und Ihr Geruchs- und Geschmackssinn wird besser – das Essen schmeckt plötzlich nach mehr als nur nach Asche.

NACH 2 WOCHEN:

Bereits zwei Wochen nach dem Rauchstopp verbessern sich Ihre Herz-Kreislauf- und Lungenfunktion.

NACH 1 MONAT:

Ihre Bronchien sind weniger gereizt und Ihr Immunsystem stabilisiert sich. Erkältungen und Infekte verlaufen milder und seltener.

NACH 3–9 MONATEN:

Husten, Kurzatmigkeit und Pfeifen in der Lunge – all das wird deutlich besser. Ihre Lungenfunktion verbessert sich spürbar. Wenn Sie COPD hatten, kann sich der Verlauf stabilisieren.

NACH 1 JAHR:

Ihr Risiko für einen Herzinfarkt ist um die Hälfte gesunken. Die Blutgefäße sind nicht mehr dauerhaft verengt und Kreislauf, Herz und Lunge arbeiten wieder besser zusammen.

NACH 5 JAHREN:

Das Risiko für Schlaganfälle, Krebserkrankungen der Atemwege und Herz-Kreislauf-Leiden ist fast wieder auf Normalniveau gesunken – je nach Rauchdauer und Vorerkrankungen.

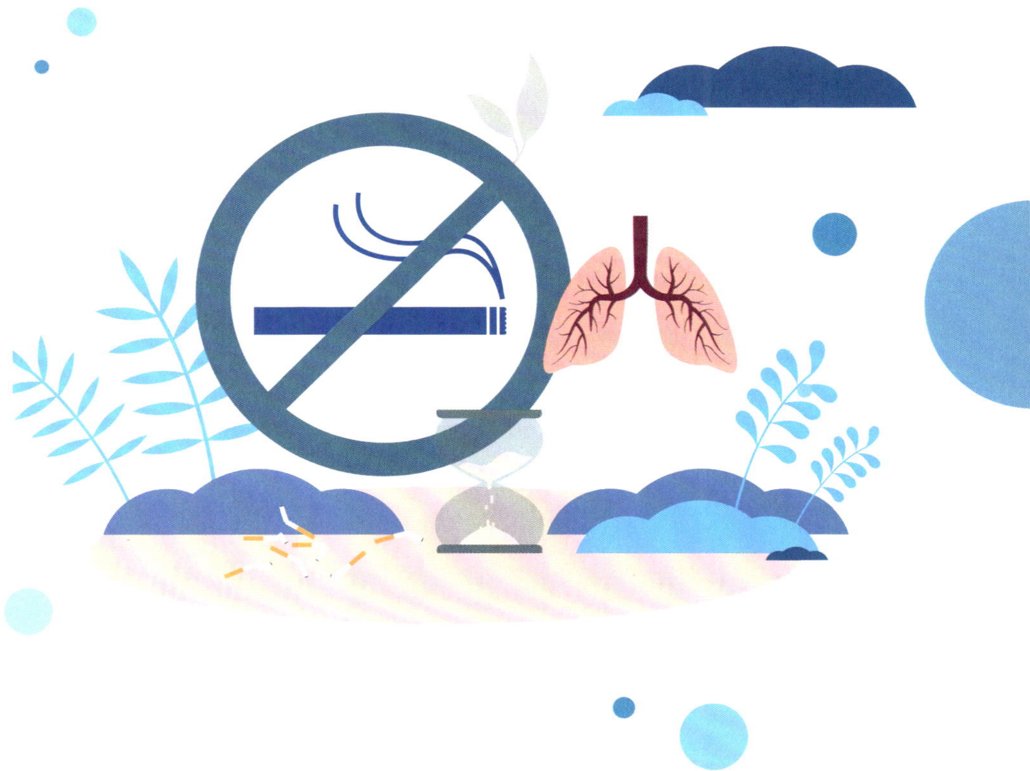

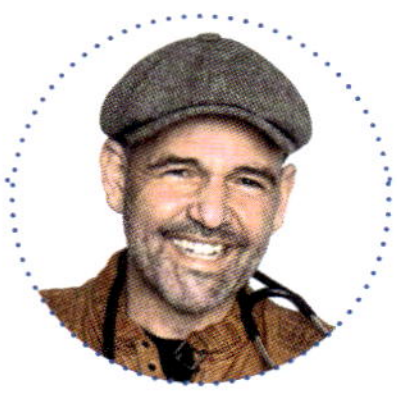

DOC ESSER SPRICHT KLARTEXT

Ob Kippe, Tabakerhitzer oder Vape – alles ist schlecht für die Lunge, Punkt. Was mich dazu wirklich sauer macht, ist, dass der Einstieg so einfach ist und dem Verbraucher suggeriert wird, dass der Konsum gar nicht so ungesund sei. Besonders unter Jugendlichen sind Vapes beliebt. In den USA sind sie das meistkonsumierte Tabakprodukt in Mittel- und Oberstufen. Allein 2023 erreichte der Umsatz in Deutschland 800 Millionen Euro, ein Anstieg um das Achtfache in zehn Jahren. Die Weltgesundheitsorganisation (WHO) warnt vor dem alarmierenden Anstieg des E-Zigaretten-Konsums bei Jugendlichen. Trotz eines Verkaufsverbots für E-Zigaretten an Minderjährige in Deutschland sind sie leicht zugänglich, da volljährige Freunde sie erwerben können. Auch der Konsum ist unter 18 Jahren, unabhängig von Nikotingehalt, nicht erlaubt.

Rauchstopp – So einfach ist das leider nicht!

„Hör doch endlich mit dem Rauchen auf!" Ein Satz, den fast jeder Raucher schon mal gehört hat, oft gepaart mit dem lapidaren Hinweis: „Das kann doch nicht so schwer sein!" Doch, es ist schwer – verdammt schwer! Und genau hier machen wir Ärzte es uns oft zu einfach. Wir fordern, das Rauchen aufzugeben, ohne dabei zu berücksichtigen, wie komplex und tiefgreifend die Nikotinabhängigkeit ist. Nikotin macht eine stärkere Abhängigkeit als Heroin! Bemüht man aktuelle Zahlen würden 85 % der deutschen Raucher gerne aufhören, 5 % schaffen es allerdings nur. Aber was macht das Nikotin so gefährlich?

Warum wir so schwer von der Kippe loskommen – das Dopamin-Dilemma

Greifen Sie schon wieder zur Zigarette? Keine Sorge, Sie sind nicht allein – und das liegt nicht nur am fehlenden Willen. Vor allem handelt es sich um eine durchaus raffinierte Chemie in Ihrem Kopf. Genauer gesagt: im Mittelhirn.

Nikotin erweist sich als ein echtes Manipulationsgenie. Es sorgt dafür, dass dort Dopamin freigesetzt wird – ein Botenstoff, der Ihnen ein wohliges Belohnungsgefühl verschafft. So ähnlich wie bei Schokolade. Oder Sex. Oder – und jetzt wird es ernst – bei Alkohol, Kokain und anderen Drogen. Was passiert da genau? Auf den Nervenzellen in Ihrem Gehirn sitzen spezielle Rezeptoren, die das Dopamin wie einen Schlüssel in einem Schloss aufnehmen. Bei regelmäßigem Nikotinkonsum wird dieser Prozess allerdings regelrecht überflutet – das Dopaminsystem läuft auf Hochtouren. Und genau dort liegt das Problem: Die Zellen reagieren auf Dauer mit einer Art Selbstschutz – sie drosseln die Zahl der Rezeptoren. Weniger Rezeptoren bedeuten weniger Wirkung. Und zack, Ihr Körper verlangt nach dem nächsten Kick – sprich: der nächsten Zigarette.
Das Besorgniserregende: Genau dieses Muster kennt man auch von Menschen, die abhängig sind von Alkohol, Kokain, Heroin oder Amphetaminen. Das bedeutet: Ihr Gehirn tickt in Teilen ähnlich wie das von harten Drogenabhängigen – zumindest, wenn es um das Belohnungssystem geht.

Nikotin sorgt für drei Arten der Nikotinabhängigkeit

Einfach nur aufhören und durchhalten reicht oft nicht. Viele Betroffene benötigen therapeutische Unterstützung, sei es durch Nikotinersatzprodukte, Verhaltenstherapie oder moderne Medikamente wie Vareniclin oder Cytisin, die gezielt ins Belohnungssystem eingreifen. Auch digitale Rauchstopp-Apps und Online-Programme zeigen nach aktuellen Studien (z. B. Cochrane Review, 2023) eine gute Wirksamkeit – besonders in Kombination mit individueller Beratung.

Die körperliche Abhängigkeit
Nikotin wirkt direkt auf das Gehirn: Wenn wir eine Zigarette rauchen, gelangt das enthaltene Nikotin in wenigen Sekunden bereits in unser Hirn. Es sorgt dort unter anderem für die Freisetzung von Dopamin und Serotonin – den beiden Botenstoffen, die für ein gutes Gefühl, Entspannung und Belohnung zuständig sind. Das Problem? Wenn der Nikotinspiegel sinkt, fehlen diese Glücksgefühle und Entzugserscheinungen treten auf. Die Dauer des körperlichen Entzugs liegt bei 1 bis 2 Monaten.

Die psychologische Abhängigkeit
Nikotin beeinflusst nicht nur die Gefühle, sondern auch die Konzentration und Aufmerksamkeit. Der Wirkstoff sorgt dafür, dass wir uns wacher und fokussierter fühlen und das Serotonin sorgt für emotionale Stabilität. Kein Wunder, dass viele Raucher das Gefühl haben, ohne Zigaretten weniger entspannt oder gereizt zu sein.

Das psychologische Verlangen kann zwischen 6 und 12 Monaten liegen. Manche berichten auch von längerer Dauer.
Die Herausforderung ist: Diese Art der Abhängigkeit hält deutlich länger an und erfordert starke Willenskraft.

Die verhaltensbedingte Abhängigkeit
Rauchen ist oft ein fester Bestandteil des Alltags, ein regelrechtes Ritual: Die erste Zigarette zum Kaffee am Morgen, eine in der Mittagspause oder beim geselligen Zusammensitzen mit Freunden. Das macht die Verhaltensabhängigkeit zur vielleicht schwersten Hürde. Man muss nicht nur auf Nikotin verzichten, sondern auch lieb gewonnene Gewohnheiten durchbrechen. Hat man diesen ersten Schritt einmal bewältigt, dann kommt es schließlich auf die Ausdauer an.

Hilfe und Unterstützung

Gegen die körperliche Abhängigkeit gibt es als freiverkäufliche Hilfen in erster Linie Nikotinpflaster. Diese helfen, die Entzugserscheinungen zu lindern, indem sie geringe Mengen von Nikotin langsam freigeben und so dafür sorgen, dass die Symptome weniger stark ausfallen.

Nikotinpflaster
Funktionsweise: Pro Stunde wird etwa 1 mg Nikotin abgegeben.
Dosierung:
- 15-mg-Pflaster für mittlere Abhängigkeit
- 25-mg-Pflaster für starke Abhängigkeit

Effektivität:
Studien zeigen, dass die Abstinenzrate mit Nikotinpflastern um 60 % steigt.

Rezeptpflichtige Medikamente
In schweren Fällen von Nikotinsucht sollte man über eine medikamentöse Unterstützung zur Entwöhnung nachdenken. Die

Wirkung der Medikamente ist sehr effektiv, allerdings sind die Nebenwirkungen auch nicht ohne. Deshalb sollten Sie diese Form des Entzugs niemals ohne Ihren Hausarzt in Angriff nehmen.

Die zwei gängigsten Medikamente/Wirkstoffe im Überblick:

Champix – der Nikotin-Doppelagent (Wirkstoff: Vareniclin)

Der Wirkstoff Vareniclin besetzt die gleichen Rezeptoren wie Nikotin – also die alpha4Beta2-nikotinerge Acetylcholinrezeptoren im Gehirn. Aber anstatt einen Dopaminrausch auszulösen, gibt Vareniclin nur einen kleinen, gedämpften Kick. So bleiben die Entzugserscheinungen milder – und wenn man doch zur Zigarette greift, bleibt der große Belohnungseffekt aus.

Wirkung:
- Lindert Entzugserscheinungen
- Reduziert das Verlangen
- Dämpft die Belohnung beim Rückfall

Nebenwirkungen (häufig):
- Übelkeit
- Schlafstörungen (oft lebhafte Träume)
- Kopfschmerzen
- Reizbarkeit

Zyban – eigentlich ein Antidepressivum (Wirkstoff: Bupropion)

Zyban hat eine interessante Karriere hingelegt. Ursprünglich wurde Bupropion als Antidepressivum entwickelt – da bemerkte man zufällig: „Hey, die Leute hören auf zu rauchen!" Und zack, war Zyban geboren. Bupropion beeinflusst die Wiederaufnahme von Dopamin und Noradrenalin – also zwei Botenstoffen, die für Antrieb und Motivation zuständig sind. Dadurch bleibt das Dopaminniveau auch ohne Nikotin stabiler, was die Entzugsphase erträglicher macht.

Wirkung:
- Dämpft das Verlangen
- Hält Stimmung und Antrieb stabil
- Unterstützt besonders Menschen mit depressiver Neigung oder „Nikotintief"

Nebenwirkungen (häufig):
- Schlaflosigkeit
- Mundtrockenheit
- Kopfschmerzen
- In seltenen Fällen Krampfanfälle (darum nicht für alle geeignet)

Gegen die psychische und verhaltensbedingte Abhängigkeit muss man seinen inneren Schweinehund ein wenig austricksen, denn im Fall der Nikotinsucht hat dieser sogar einen Namen: Craving. Es bezeichnet den starken Drang, wieder zu rauchen. Dieses Verlangen kann auch Jahre nach dem Rauchstopp auftreten – manchmal alleine schon durch den Geruch von Zigarettenrauch.

Doc Essers Anti-Craving-Strategien

1. 4-A-Regel – der Klassiker mit Köpfchen
   Wenn der Gedanke kommt, hilft Ihnen diese goldene Faustregel:

- Aufschieben – „Nur fünf Minuten", sagen Sie sich das! Meist flaut das Verlangen nach 3 bis 5 Minuten wieder ab.
- Ablenken – Gehen Sie raus, rufen Sie jemanden an, trinken Sie ein Glas Wasser oder machen Sie zehn Kniebeugen – egal was, Hauptsache: Handlung statt Hirnkarussell.
- Ausweichen – Vermeiden Sie Trigger: Kneipen, Raucherecken, stressige Telefonate.
- Abhauen – Wenn es zu viel wird: wortwörtlich aus der Situation heraus. Bewegung bringt nicht nur den Körper, sondern auch den Kopf in Schwung.

2. Kauen statt Qualmen
Es klingt vielleicht albern, hilft aber: Zuckerfreier Kaugummi, knackiges Gemüse oder ein Halm Lakritz – etwas im Mund zu haben, beruhigt das orale Verlangen. Es geht nämlich nicht nur ums Nikotin, sondern auch ums Ritual.

3. Atemtechnik statt Asche
Ihr Körper schreit nach Nikotin – aber was er eigentlich braucht, ist Sauerstoff. Tiefe Bauchatmung (z. B. 4 Sekunden ein, 6 Sekunden aus) kann akutes Craving reduzieren. Pluspunkt: Es wirkt entspannend und senkt Stress – ein Haupttrigger bei Rückfall.

4. Gedanken umpolen – kognitive Tools
Was Sie denken, beeinflusst, was Sie tun. Beispiel: „Eine schadet doch nicht." Gegenantwort: „Doch, eine ist der Anfang des Rückfalls. Ich fange nicht wieder bei null an."„Ich brauche das jetzt." Gegenantwort: „Ich brauche frische Luft, nicht Rauch. Mein Körper wird es mir danken."

Tipp: Notieren Sie sich Ihre stärksten Gegenargumente – als Notfallkarte im Geldbeutel oder auf dem Handy.

5. Körper aktivieren
Ob es ein flotter Spaziergang, 20 Hampelmänner oder Tanzen im Wohnzimmer ist: Bewegung setzt Endorphine frei und kann das Belohnungssystem auf gesunde Weise aktivieren. Laut einer Studie aus dem Journal of Psychopharmacology (2021) kann schon 10 Minuten moderate Bewegung das Verlangen nach Nikotin um bis zu 50 % senken.

6. Nikotinersatz clever einsetzen
Pflaster, Spray, Kaugummi – sie sind keine Schande, sondern kluge Helfer. Sie wirken, indem sie Nikotin direkt über die Mundschleimhaut bzw. die Nasenschleimhaut in den Blutkreislauf abgeben. Die Dosierung variiert in der Regel je nach Stärke (z. B. 2 mg oder 4 mg beim Kaugummi).

Es wird empfohlen, die Anwendung schrittweise zu reduzieren, um sich nach und nach vom Nikotin unabhängig zu machen. Pflaster, Spray und Kaugummi halten den Nikotinspiegel stabil und dämpfen das Verlangen. Wichtig ist, sie rechtzeitig und regelmäßig anzuwenden, nicht erst, wenn es brennt.

ERKRANKUNGEN DER LUNGE

Im Laufe unseres Lebens kann es zu einer Vielzahl von Erkrankungen kommen, die die Gesundheit der Lunge beeinträchtigen und unsere Lebensqualität erheblich beeinflussen können. Von Atemwegserkrankungen wie Asthma und Bronchitis über chronisch obstruktive Lungenerkrankungen (COPD) bis hin zu schweren Infektionen wie Tuberkulose und Pneumonie oder sogar Lungenkrebs – die Palette an Erkrankungen ist vielfältig.

Die Ursachen für diese Krankheiten sind ebenso variantenreich wie deren Symptome. Auch Infektionen können eine Rolle spielen. Besonders im Alter führt der natürliche Verschleiß der Lunge, kombiniert mit jahrelangen Umwelteinflüssen, oftmals zu ernsthaften gesundheitlichen Herausforderungen. Ein Frühwarnsystem aus Symptomen wie Atemnot, Husten oder wiederkehrenden Infekten kann helfen, frühzeitig zu reagieren und die Lebensqualität zu erhalten.

In diesem Kontext wird es immer wichtiger, das Bewusstsein für die Gesundheit der Lunge zu schärfen, präventive Maßnahmen zu ergreifen und die Auswirkungen der Lungenkrankheiten zu verstehen. Durch Informationen, Früherkennung und geeignete Maßnahmen können wir dazu beitragen, die Herausforderungen, die Erkrankungen der Lunge mit sich bringen, besser zu bewältigen und die Liebe zur Atmung ein Leben lang zu genießen.

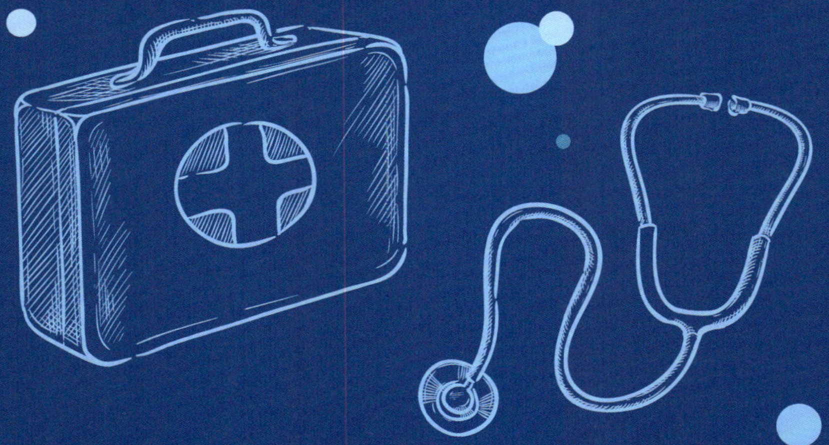

Asthma – viel mehr als nur Allergie!

„Dieses sch…asthma" . So fluchte eine 48-jährige Patientin, die seit der Kindheit mit dieser Erkrankung zu kämpfen hatte. Dabei schien sich die Erkrankung nach der Pubertät ausgewachsen zu haben. Über mehrere Jahrzehnte war die sportliche Frau zu keiner Jahreszeit eingeschränkt. Mit Anfang 40 bekam sie aber wieder Symptome. Trockene Hustenanfälle, Luftnot unter Belastung, Brustenge und Leistungseinbrüche – die Diagnose: Asthma bronchiale. Seitdem war sie bei mir in Behandlung und trug es mal mehr und mal weniger mit Fassung.

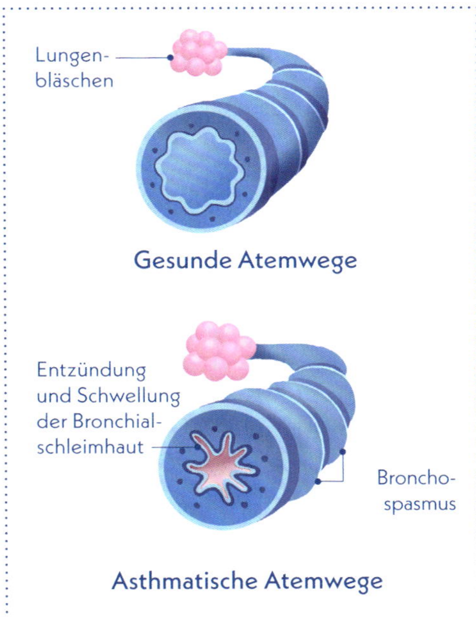

Dabei ist sie bei Weitem kein Einzelfall. Asthma ist eine Volkserkrankung. Allein in Deutschland sind etwa 3,5 Millionen Menschen erkrankt – Tendenz steigend. Die meisten denken bei Asthma zuerst an eine allergisch bedingte Erkrankung. Klar, Pollen, Tierhaare oder Schimmelpilze können die Atemwege ganz schön reizen und einen Asthmaanfall auslösen. Tatsächlich ist das allergische Asthma (auch „extrinsisches Asthma" genannt) die häufigste Form. Außerdem gibt es Asthmaformen, die durch Arbeitsstoffe (zum Beispiel Mehlstaub) ausgelöst werden – da spricht man vom sogenannten „Bäcker-Asthma".

Aber Asthma ist nicht gleich Asthma! Es gibt auch das sogenannte nichtallergische Asthma (auch „intrinsisches Asthma"). Das kann durch häufige Infekte der Atemwege entstehen, durch die Einnahme von Medikamenten wie Aspirin oder bei körperlicher Anstrengung. Dann gibt's noch das Late-Onset-Asthma, das sich oft erst im Erwachsenenalter, meist nach dem 40. oder 50. Lebensjahr, bemerkbar macht. Und wer chronisch trockenen Husten hat, ohne die typischen pfeifenden Atemgeräusche, leidet vielleicht am sogenannten „Cough-Variant-Asthma", bei dem vor allem Reizhusten statt der klassischen Atemnot im Vordergrund steht.

DIE DREI SÄULEN DES ASTHMAS		
Bronchialentzündung	**Bronchiale Hyperreagibilität**	**Endobronchiale Obstruktion**
Allergene oder Infekte entzünden die Bronchien. Mastzellen, eosinophile Granulozyten und T-Lymphozyten (kurz T-Zellen) sind hier mächtig aktiv.	Die Bronchien sind extrem empfindlich. Schon kleinste Reize genügen, um eine starke Verengung auszulösen.	Der Atemfluss wird begrenzt – verursacht durch Verkrampfen (Bronchospasmus), Schwellung der Schleimhäute (Ödem) und eine vermehrte Schleimbildung (Hypersekretion).

Asthma, Neurodermitis und allergische Rhinitis (Heuschnupfen) gehören zu den sogenannten atopischen Erkrankungen. Liegt Asthma schon in der Familie – etwa wenn beide Elternteile darunter litten –, kann das Erkrankungsrisiko für die Kinder 60 bis 80 % betragen.

Mastzellen – die Drama-Queens der Sofortreaktion

Mastzellen sind spezialisierte Zellen des Immunsystems, die eine wichtige Rolle in der allergischen Reaktion und der Abwehr von Parasiten spielen. Sie funktionieren wie Alarmanlagen, die viel zu empfindlich eingestellt sind. Sie sitzen in der Schleimhaut der Bronchien und schlagen sofort Alarm, wenn Pollen, Hausstaub oder ein paar Milben ihre Antennen kitzeln.

Wenn Mastzellen aktiviert werden, schütten sie Histamin und andere Entzündungsstoffe aus. Als Folge kommt es zur Bronchienverengung, Schleimbildung, Husten, Niesen – das volle Asthma-Programm.

Eosinophile Granulozyten – die Dauer-Entzündungs-Feuerwehr
Wenn die akute Reaktion nicht reicht, kommen die eosinophilen Granulozyten. Sie schüren die Entzündung, und zwar langfristig. Sie wandern in die Bronchialschleimhaut ein und setzen dort entzündungsfördernde Substanzen frei. Die Folge ist eine chronische Entzündung und dauerhafte Reizlage der Bronchien.

T-Zellen – die Strippenzieher im Hintergrund
T-Zellen spielen eine zentrale Rolle bei der Entwicklung und dem Verlauf von allergischem Asthma. Sie sind Teil des adaptiven Immunsystems und beeinflussen die Immunreaktion auf Allergene erheblich.

Die wichtigsten Funktionen und Mechanismen von T-Zellen bei allergischem Asthma:

Aktivierung von T-Zellen:
Wenn Allergene in den Körper gelangen, werden antigenpräsentierende Zellen (APCs), wie dendritische Zellen, aktiviert.

Differenzierung in Th2-Zellen:
Bei allergischem Asthma differenzieren sich die aktivierten T-Zellen häufig in eine spezielle Untergruppe von T-Helferzellen, die als Th2-Zellen bezeichnet wird.

Produktion von Zytokinen:
Th2-Zellen produzieren eine Vielzahl von Zytokinen, die allergische Reaktionen und Entzündungsprozesse fördern:

Interleukin-4 (IL-4):
Fördert die Produktion von IgE-Antikörpern durch B-Zellen. IgE (Immunglobulin E) spielt eine zentrale Rolle bei allergischen Reaktionen, indem es sich an Mastzellen bindet und deren Degranulation auslöst.

Interleukin-5 (IL-5):
Rekrutiert und aktiviert Eosinophile, eine Art von weißen Blutkörperchen, die bei allergischen Reaktionen und Entzündungen eine wichtige Rolle spielen.

Interleukin-13 (IL-13):
Hat ähnliche Wirkungen wie IL-4 und trägt zur Atemwegshyperreagibilität und zur Schleimproduktion bei.

Rekrutierung anderer Immunzellen:
Die von Th2-Zellen produzierten Zytokine tragen dazu bei, andere Immunzellen an den Ort der Entzündung zu rekrutieren, darunter Mastzellen, Eosinophile und Basophile. Diese Zellen wirken dann zusammen und verstärken die Entzündung in den Atemwegen.

Chronische Entzündung:
Bei allergischem Asthma kann die Aktivierung der T-Zellen und die nachfolgenden Entzündungsprozesse zu einem chronischen Zustand führen, der durch eine anhaltende Entzündung der Atemwege, eine Verengung der Atemwege und eine erhöhte Schleimproduktion gekennzeichnet ist.

Gedächtniszellen:
Einige der aktivierten T-Zellen entwickeln sich zu Gedächtnis-T-Zellen, die eine schnelle und verstärkte Immunreaktion bei erneutem Kontakt mit dem Allergen ermöglichen. Dies erklärt, warum Menschen mit allergischem Asthma oft wiederkehrende Symptome aufweisen, wenn sie dem jeweiligen Allergen ausgesetzt werden.

Endobronchiale Obstruktion – wenn der Luftweg zur Einbahnstraße wird

Die endobronchiale Obstruktion tritt auf, wenn sich die Bronchien verengen, was den Luftstrom in und aus der Lunge stark einschränkt. Man kann sich das Ganze ähnlich wie bei einem verstopften Gartenschlauch vorstellen, der das Wasser nicht mehr richtig durchlässt. Aufgrund dieser Blockade hören Ärzte oft charakteristische Geräusche, wie Giemen und Pfeifen, beim Ausatmen. Diese Geräusche entstehen, weil die Luft durch die engen Bronchien gezwungen wird auszutreten, was den Luftstrom stört.

Wenn die Luft nicht mehr effizient ausgeatmet werden kann, kann sich die Lunge aufblähen. Dies führt dazu, dass das Atmen für die betroffene Person sehr beschwerlich und unangenehm wird.

Noch mal einfach erklärt: Asthma ist kein einfacher Husten – das ist ein fehlgeleiteter Immun-Flashmob in den Bronchien, gesteuert von T-Zellen, ausgeführt von Mastzellen und eosinophilen Granulozyten. Die Folge: eine chronische Entzündung, überreizte Bronchien und verengte Atemwege. Wer das einmal verstanden hat, weiß auch, warum eine konsequente Behandlung mit Inhalationscortison & Co. so wichtig ist – nicht nur bei Symptomen, sondern auch dauerhaft, um das Immunsystem zu beruhigen.

Wie wird Asthma diagnostiziert?

Asthma ist ein bisschen wie ein Chamäleon – es zeigt sich nicht immer gleich und nicht bei jedem gleich stark. Deshalb braucht's einen detektivischen Blick und ein paar clevere Tests, um dem Ganzen auf die Schliche zu kommen.

1. Anamnese – der Anfang des Atemkrimis
Zu den klassischen Fragen, die ein Arzt oder eine Ärztin stellt, gehört:

- Gibt es pfeifende Atemgeräusche, besonders nachts oder beim Sport?
- Kommt es zu Atemnot oder Engegefühl in der Brust?
- Gibt's Reizhusten, vor allem nachts oder frühmorgens?
- Gibt's Allergien oder Asthma in der Familie?

2. Lungenfunktionstest (Spirometrie)
Ein Lungenfunktionstest, auch Spirometrie genannt, ist ein Verfahren, bei dem die Funktionsfähigkeit der Lunge gemessen wird. Dabei wird der Patient an ein Messgerät angeschlossen, um herauszufinden, wie viel Luft er ausatmen kann und mit welcher Geschwindigkeit. Bei Asthma ist der FEV1-Wert typischerweise erniedrigt, was bedeutet, dass die Fähigkeit, Luft in einer Sekunde auszuatmen, verringert ist.

Nach Gabe eines Bronchodilatators, wie zum Beispiel Salbutamol, sollte sich dieser Wert deutlich verbessern. Diese Verbesserung deutet auf eine reversible Obstruktion hin, was ein starkes Indiz für Asthma ist.

3. Bodyplethysmografie und Diffusionsmessung
Natürlich kann man noch viel genauer messen. Die Bodyplethysmografie ist ein Lungenfunktionstest, bei dem der Patient in eine verschlossene Kammer geht, in der das Lungenvolumen und die Atemwiderstände gemessen werden. Dabei erfährt man, wie viel Luft die Lunge bei verschiedenen Atemtechniken aufnehmen kann.

Die Diffusionsmessung hingegen überprüft, wie gut Gase wie Sauerstoff und Kohlendioxid durch die alveoläre Membran in die Blutbahn gelangen. Dies geschieht in der Regel durch die Einatmung eines speziellen Gases und die Ergebnisse geben Aufschluss über die Diffusionsfähigkeit der Lunge und mögliche Einschränkungen. Während die Bodyplethysmografie den Luftfluss und das Volumen misst, fokussiert sich die Diffusionsmessung auf den Gasaustausch in der Lunge.

4. Provokationstest

Ein Provokationstest wird durchgeführt, wenn die Lungenfunktion im Normalbereich liegt, aber dennoch Asthma vermutet wird. Dabei inhalieren die Patienten Reizstoffe wie Methacholin oder kalte Luft. Reagieren die Bronchien darauf mit einer Überempfindlichkeit und verengen sich, ist das ein eindeutiges Zeichen für bronchiale Hyperreagibilität, was typisch für Asthma ist.

Dieser Test hilft, die Diagnose zu bestätigen, selbst wenn keine offensichtlichen Symptome oder Einschränkungen in der Lungenfunktion vorliegen.

5. Allergietest und Blutuntersuchung

Um herauszufinden, ob es sich um allergisches Asthma handelt, werden verschiedene Allergietests durchgeführt, darunter Hauttests und Blutuntersuchungen. Bei Hauttests wird geprüft, ob auf bestimmte Allergene Hautreaktionen auftreten, während im Blut spezifisches IgE und die Anzahl der eosinophilen Granulozyten analysiert werden, um die allergische Reaktion zu beurteilen.

Wenn die Diagnose Asthma bronchiale festgestellt ist, ist es wichtig, die Kontrolle des Asthmas regelmäßig durchzuführen, um die Erkrankung zu überwachen und gegebenenfalls die Behandlung anzupassen.

ASTHMAKONTROLLE-SELBSTTEST

Ganz einfach: Asthmakontrolle heißt, wie gut man das Asthma im Griff hat – oder eben nicht. Die GINA-Leitlinie (Global Initiative for Asthma) definiert das ziemlich klar – und zwar mit vier einfachen Fragen, die jeder Arzt stellen kann (und jeder Betroffene sich selbst auch).

Die 4 Fragen zur Asthmakontrolle:

1. Hatten Sie in den letzten 4 Wochen tagsüber Symptome öfter als zweimal pro Woche?
2. Mussten Sie öfter als zweimal pro Woche ein Notfallspray (Reliever) benutzen?
3. Sind Sie nachts wegen Asthma aufgewacht oder hatten Sie Atemnot beim Aufwachen?
4. Hatten Sie Einschränkungen im Alltag, beim Sport oder im Beruf durch Ihr Asthma?

Jetzt wird gezählt:

- 0 x „Ja" = kontrolliertes Asthma
- 1–2 x „Ja" = teilweise kontrolliert
- 3–4 x „Ja" = unkontrolliert

Die Therapie

Die medikamentöse Behandlung richtet sich nach dem Schweregrad. Dafür wird Asthma in „Stufen" eingeteilt. Die Einteilung erfolgt nicht mehr nach „leicht, mittel, schwer" in starren Stufen, sondern dynamisch nach Schweregrad und Kontrolle – man nennt das das Stufenschema der Asthmatherapie (z. B. nach GINA-Leitlinie). Die GINA-Leitlinie bietet dabei evidenzbasierte Empfehlungen zur Diagnose, Behandlung und Prävention von Asthma. Sie unterstützt Ärztinnen und Ärzte weltweit dabei, Symptome zu kontrollieren, Exazerbationen zu vermeiden und die Lebensqualität von Asthmapatientinnen und -patienten zu verbessern.

DIE FÜNF STUFEN DES ASTHMAS

Stufe 1 – mildes, intermittierendes Asthma	• Beschwerden nur gelegentlich • Bei Bedarf niedrig dosiertes Cortisonspray in Kombination eines Medikaments, was die Bronchien erweitert
Stufe 2 – leicht persistierendes Asthma	• Symptome öfter als 2-mal pro Woche • Bei Bedarf niedrig dosiertes Cortisonspray in Kombination eines Medikaments, was die Bronchien erweitert, oder inhalatives Kortikosteroid (ICS) in niedriger Dosis wird regelmäßig eingesetzt.
Stufe 3 – mittelschweres Asthma	• Tägliche Beschwerden, nächtliche Symptome • Kombination aus ICS und lang wirksamem Beta-2-Agonist (LABA)
Stufe 4 – schweres persistierendes Asthma	• Trotz Behandlung weiterhin Beschwerden • Höhere ICS-Dosis + LABA + eventuell weitere Medikamente wie Leukotrienantagonisten
Stufe 5 – schweres therapieresistentes Asthma	• Selbst mit Maximaltherapie unkontrolliert

Wenn das Immunsystem verrückt spielt, dann kommen die Biologicals

Stellen Sie sich vor, Ihr Immunsystem reagiert bei Asthma überempfindlich. Die herkömmlichen Medikamente reichen nicht aus, weil die Entzündung zu stark ist. In diesem Fall benötigen Sie gezielte Scharfschützen, die spezifische Moleküle ausschalten – und genau das sind die Biologicals.

DIE WICHTIGSTEN BIOLOGICALS BEIM ASTHMA:

- **Omalizumab:** blockiert IgE – bei allergischem Asthma.
- **Mepolizumab, Benralizumab, Reslizumab:** zielen auf IL-5 und damit auf die eosinophilen Granulozyten – bei eosinophilem Asthma.
- **Dupilumab:** wirkt gegen IL-4 und IL-13 – zielt auf die TH2-Entzündungsreaktion.

Für Patienten mit schwerem allergischem Asthma gibt es die Therapieoption der Biologicals, also monoklonaler Antikörper wie Omalizumab und Mepolizumab, die gezielt das Immunsystem hemmen. Ich bin ein großer Befürworter dieser Behandlung, insbesondere wenn andere Therapien versagen, da sie vielen Patienten zu mehr Lebensqualität verhilft. Diese Medikamente bieten Vorteile wie weniger Asthmaanfälle, einen reduzierten Cortisonbedarf und eine verbesserte Lungenfunktion. Allerdings sind sie kostspielig, kommen nur bei schwerem Asthma zum Einsatz und müssen von spezialisierten Pneumologinnen und Pneumologen verordnet werden.

Cortison als Helfer im Einsatz: Die Schritt-für-Schritt-Therapie

Ganz wichtig: Im Gegensatz zur COPD kommt Cortison (als inhalatives Kortikosteroid) schon ab der niedrigsten Stufe zum Einsatz. Das wirkt sehr stark entzündungshemmend und hilft, die Asthmaanfälle zu reduzieren.

Es handelt sich noch um eine recht neue Empfehlung. Bis dato hat man Betroffene auf Stufe 1 hauptsächlich mit schnell wirksamen bronchienerweiternden Medikamenten behandelt. Cortison gab es erst in höheren Stufen. Mittlerweile wissen wir aber, dass der vermehrte Einsatz von den schnell wirksamen Medikamenten das Risiko für akute Verschlechterungen erhöht und auch lebensverkürzend sein kann.

Mit steigender Schwere des Asthmas werden Cortison und bronchienerweiternde Medikamente (Betasympathomimetika, Anticholinergika) angepasst. Zudem kann natürlich auch die Dosis des inhalativen Cortisons erhöht werden.

Leukotrien-Rezeptor-Antagonisten sind eine Option, sie können die Entzündungsreaktion ebenfalls mindern – Leukotriene sind entzündungsfördernde Botenstoffe, die – ähnlich wie Histamin – aus Mastzellen und anderen Immunzellen freigesetzt werden und bei der Entstehung vieler Symptome des allergischen Asthma bronchiale eine Rolle spielen. In Deutschland gibt es nur eine zugelassene Substanz – Montelukast, das bei Kindern und Jugendlichen eingesetzt wird. Auch Erwachsene können davon profitieren, haben aber ein leicht erhöhtes Risiko für neuro-psychiatrische Nebenwirkungen.

Asthma bronchiale

Ein zentraler Faktor dabei ist die Allergenkarenz. Spielen Allergien eine Rolle bei Ihrem Asthma – was bei vielen der Fall ist –, sollten Sie den Kontakt mit den entsprechenden Allergenen meiden. Dazu zählen Pollen, Hausstaubmilben und Tierhaare.

Ein weiterer wichtiger Aspekt ist der Rauchstopp. Tabakrauch gehört zu den schlimmsten Feinden der Atemwege. Es ist daher unerlässlich, sowohl aktiven als auch passiven Rauch zu vermeiden. Rauchfreie Luft ist ein absolutes Muss für Asthmatiker. Zusätzlich sollten Sie auf Klima und Umwelteinflüsse achten. Kälte, Nebel und Staub können die Bronchien reizen. Das bedeutet allerdings nicht, dass Sie sich vollkommen isolieren müssen. Achten Sie stattdessen auf geeignete Kleidung und versuchen Sie, extreme Wetterbedingungen nach Möglichkeit zu meiden.

Impfungen sind ein weiterer wichtiger Aspekt der Asthmakontrolle. Eine Immunisierung gegen Pneumokokken und Influenza ist für Asthmatiker unerlässlich, da Infektionen die Atemwege zusätzlich belasten und Asthmaschübe auslösen können.

Zudem sollten Sie Vorsicht bei intensiven körperlichen Anstrengungen walten lassen. Sport ist grundsätzlich gut für Menschen mit Asthma. Dennoch ist es ratsam, hochintensive Belastungen, besonders bei kaltem

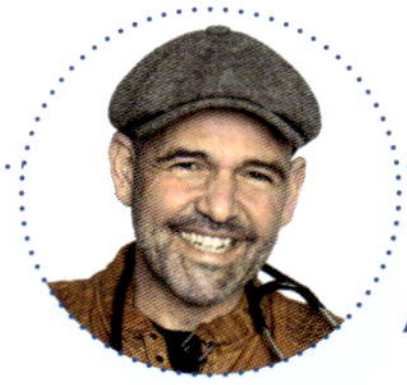

DOC ESSERS ALLTAGSTIPPS

1. Inhalationstechnik checken:
   Ein falsches Ein- und Ausatmen kann die Wirkung der Medikamente stark beeinträchtigen. Lassen Sie sich das ruhig von Ihrer Ärztin oder Ihrem Arz oder in der Apotheke zeigen.

2. Ausdauertraining: Leichtes Joggen, Walking oder Schwimmen können helfen, die Lungenfunktion zu verbessern. Aber bitte in Rücksprache mit dem Arzt und nicht übertreiben!

3. Allergenkarenz:
   Klingt furchtbar, ist aber manchmal unvermeidbar. Wer Asthma durch Katzenhaare bekommt, sollte den Kontakt mit Stubentigern möglichst reduzieren.

4. Notfallplan bereithalten:
   Wer Asthma hat, sollte immer wissen, was bei einem Anfall zu tun ist (Notfallspray, wie man den Notarzt ruft etc.).

oder trockenem Wetter, zu vermeiden. Moderates Training kann hingegen die Lungenfunktion stärken und dem gesamten Körper zugutekommen.

Das Zuhause asthmatauglich gestalten

Um Ihr Zuhause asthmatauglich zu gestalten, sollte Ihre Wohnung ein Ort sein, an dem Sie durchatmen können – und das wortwörtlich. Zunächst sollten Sie Ihre Aufmerksamkeit auf das Raumklima richten. Halten Sie die Luftfeuchtigkeit im Optimalfall stets niedrig, am besten unter 50 %. Zu hohe Feuchtigkeit fördert die Schimmelbildung, was schädlich für Ihre Atemwege ist. Die Raumtemperatur sollte ebenfalls angenehm, aber nicht zu hoch sein – ideal sind Temperaturen zwischen 18 und 22 °C.

Ein weiterer wichtiger Punkt ist das tägliche Staubsaugen mit einem Feinstaubfilter. Da Hausstaubmilben zu den häufigsten Auslösern von Asthma gehören, kann ein Staubsauger mit speziellem Feinstaubfilter hier Wunder wirken. Denken Sie zudem daran, regelmäßig zu lüften, um die Luft frisch zu halten.

Schließlich sollten Sie Ihr Bettzeug optimieren. Verwenden Sie Kunstfaserfüllungen für Kissen und Decken sowie milbendichte Bezüge. Auch das Tragen eines Schlafanzugs kann hilfreich sein, da so weniger Hautabrieb ins Bettzeug gelangt, der Milben anzieht.

Frühzeitige Prävention – Asthma verhindern

Sie fragen sich, ob man Asthma von vornherein vermeiden kann? Tatsächlich ja! Experten gehen davon aus, dass rund 50 % der kindlichen Asthmaerkrankungen durch gezielte Prävention vermeidbar wären. Doch was gehört dazu?

Stillen Sie Ihr Baby nach Möglichkeit. Es ist mehr als nur eine gute Mahlzeit für Ihr Kind – es ist ein umfassendes Schutzpaket. In den ersten Lebensmonaten ist das Immunsystem von Neugeborenen noch sehr unreif. Muttermilch enthält Antikörper, sogenannte Immunglobuline, die Ihr Baby passiv schützen, solange das eigene Immunsystem noch in der Entwicklung ist. Darüber hinaus enthält die Milch auch spezielle Zuckermoleküle, die sogenannten Oligosaccharide, die das Wachstum einer gesunden Darmflora fördern. Der Darm ist bekanntlich das „Trainingslager" für das Immunsystem.

Was hat dies mit Allergien zu tun? Ganz einfach: Wenn das Immunsystem in den ersten Lebensmonaten gut trainiert wird, lernt es eher, harmlose Stoffe wie Pollen oder Tierhaare als das zu erkennen, was sie sind: harmlos. Wird das Immunsystem dagegen überfordert oder falsch geprägt – beispielsweise durch frühe Exposition gegenüber Keimen bei gleichzeitig geschwächtem Schutz –, besteht ein erhöhtes Risiko, überempfindlich zu reagieren, was zur Entwicklung von Allergien führen kann.

Haustiere – leider nein! Es wird empfohlen, nach Möglichkeit keine Haustiere im Haushalt zu halten, insbesondere wenn in Ihrer Familie eine Neigung zu Allergien bekannt ist. Ich weiß, dass ich damit bei viele Patienten auf taube Ohren stoße, da ihnen ihre Haustiere sehr viel bedeuten. Es ist wichtig zu wissen, dass nicht die Tierhaare selbst der Auslöser für allergische Reaktionen sind, sondern bestimmte Eiweißbausteine in Speichel und Talgdrüsen der Tiere. Durch das Lecken des Fells gelangen diese Eiweiße auf das Haar und dann in die Luft.

Diese Eiweißbausteine unterscheiden sich von Tier zu Tier. Daher reagiert man in der Regel nicht auf alle Katzen oder Hunde allergisch. Es gibt sogar bestimmte Hunderassen, die als hypoallergen gelten, was bedeutet, dass nur wenige Menschen bei Kontakt mit ihnen allergische Reaktionen zeigen. Der Pudel ist ein solches Beispiel. Wenn Sie also nicht auf eine bestimmte Rasse festgelegt sind, könnte dies eine Möglichkeit für Sie sein, als Allergiker oder Asthmatiker dennoch ein Haustier zu besitzen, ohne dass dies gesundheitliche Probleme verursacht.

Passivrauchen vermeiden:
Schon der Rauch anderer Personen kann das Asthmarisiko erheblich steigern – besonders bei Kindern.

Spezielle Tipps für Pollenallergiker
Viele Menschen mit Asthma haben zusätzlich mit einer Pollenallergie zu kämpfen. Hier gilt es, auch Kreuzallergien zu beachten. Das sind Reaktionen auf bestimmte Nahrungsmittel, die mit den Pollenallergenen „verwandt" sind.
Beispiele:

- Birkenpollen: Kann eine Kreuzallergie mit rohem Kernobst (z. B. Äpfeln) oder Karotten auslösen.
- Beifußpollen: Oft gekoppelt an Sellerie.

Außerdem sollten Sie auf Medikamente achten: NSAR (z. B. Ibuprofen) oder Acetylsalicylsäure (Aspirin) können bei manchen Asthmatikern die Beschwerden verschlimmern. Sprechen Sie das am besten mit Ihrer Ärztin oder Ihrem Arzt ab.

Hyposensibilisierung – Asthma frühzeitig bremsen

Wer allergisches Asthma hat, sollte über eine spezifische Immuntherapie (Hyposensibilisierung) nachdenken. Dabei wird das Immunsystem schrittweise an das Allergen gewöhnt, bis es weniger heftig darauf reagiert. Die Therapie dauert in der Regel mindestens drei Jahre und erfolgt entweder subkutan (als Spritze) oder sublingual (Tropfen/Tabletten unter die Zunge).

Zusätzliche Maßnahmen

1. Gewichtsreduktion bei Übergewicht: Übergewicht belastet die Atemwege zusätzlich und kann Asthma verschlimmern. Eine gesunde Ernährung und Bewegung helfen nicht nur beim Abnehmen, sondern stärken auch das Immunsystem.

2. Regelmäßige ärztliche Kontrolle:
   Gerade bei Kindern oder Menschen mit schweren Beschwerden ist eine regelmäßige Überprüfung der Therapie wichtig, um die bestmögliche Behandlung sicherzustellen.

Sonderform Aspirin-Asthma

Stellen Sie sich vor, Sie haben ganz harmlos Kopfschmerzen und greifen zu Aspirin – und plötzlich beginnt Ihre Lunge zu streiken: Sie erleben Husten, Keuchen, Brustenge und Atemnot. Das klingt wie ein schlechter Scherz, ist jedoch die Realität für viele Menschen. Das sogenannte Aspirin-Asthma ist eine ernste, aber oft unterschätzte Erkrankung, bei der bestimmte Schmerzmittel regelrechte Asthmaanfälle auslösen.
Der Fachbegriff für dieses Phänomen ist Analgetika-Intoleranzsyndrom oder kurz Aspirin-Asthma. Dabei handelt es sich nicht um eine klassische Allergie, sondern um eine Fehlreaktion im Stoffwechsel von Botenstoffen, die eigentlich Entzündungen regulieren sollten. Formal betrachtet ist es also eine pseudoallergische Reaktion.

Was passiert dabei genau? ASS (Acetylsalicylsäure) blockiert ein Enzym namens COX-1, das normalerweise für die Herstellung von entzündungshemmenden Prostaglandinen, zuständig ist. Ist es blockiert, produziert der Körper stattdessen Leukotriene, die die Bronchien verengen, Schleimhautentzündungen verursachen und zu Überempfindlichkeit führen. Kurz gesagt: Die Lunge macht dicht.

Die Symptome können sehr heftig sein und umfassen plötzlich eintretende Atemnot nach der Einnahme des Schmerzmittels, einen piependen Atem, Husten und Druck auf der Brust. Oft sind diese Symptome auch mit einer verstopften Nase, Nasenpolypen oder chronischem Schnupfen verbunden. Es ist wichtig zu beachten, dass die Reaktion nicht erst nach Wochen, sondern manchmal bereits Minuten bis Stunden nach der Einnahme auftritt und mit jedem Mal schlimmer werden kann.

Was bedeutet das für Sie, wenn Sie betroffen sind?
Zunächst sollten Sie keine NSAR mehr einnehmen. ASS, Ibuprofen, Diclofenac und ähnliche Schmerzmittel sind tabu, da bereits kleine Mengen gefährlich werden können. Seien Sie auch vorsichtig bei Kombipräparaten oder Grippemitteln, da ASS hier oft heimlich enthalten ist. Als alternatives Schmerzmittel könnte Paracetamol eine Option sein, jedoch ist dies nicht für alle Personen verträglich. Bestimmte COX-2-Hemmer (entzündungshemmende Arzneimittel) wie beispielsweise Celecoxib könnten ebenfalls in Betracht gezogen werden, sollten jedoch immer mit einem Arzt besprochen werden.
Zudem ist es wichtig, die Diagnose zu sichern. In speziellen Fällen kann eine ASS-Desaktivierung als Therapieoption in Betracht gezogen werden. Dabei wird der Körper unter strengster Kontrolle langsam an ASS gewöhnt, was helfen kann, Entzündungen und Polypen zu verringern und das Asthma zu stabilisieren.

Die akute Bronchitis – was Sie wissen sollten

Gerade in den Wintermonaten kommen viele Patienten mit dem Verdacht auf eine Lungenentzündung in die Praxis. Häufig berichten sie über einen vorausgegangenen Infekt der oberen Atemwege, der sich „nach unten verlagert" hat. Aber: Eine akute Bronchitis ist keine klassische Lungenentzündung. Vielmehr handelt es sich hierbei um eine Entzündung der Schleimhäute in den Bronchien, also der luftleitenden Atemwege.

Ursachen und Übertragung

In etwa 90 % der Fälle wird eine akute Bronchitis durch Viren hervorgerufen, weshalb eine antibiotische Therapie in den meisten Situationen nicht sinnvoll ist. Die Übertragung der Krankheit erfolgt überwiegend in zwei Formen: zum einen über Aerosole und zum anderen über eine Schmierinfektion.

Symptome

Bei jungen, gesunden Menschen verläuft die akute Bronchitis in der Regel mild. Typische Beschwerden, die während dieser Erkrankung auftreten können, sind Hustenreiz oder Hustenattacken, die häufig mit Schmerzen hinter dem Brustbein verbunden sind. Zudem kann es zu Auswurf kommen, der sowohl klar als auch zähflüssig sein kann. Interessanterweise zeigen die Blutuntersuchungen in solchen Fällen normalerweise keine erhöhten Entzündungswerte. Begleitend treten oft allgemeine Erkältungssymptome wie Müdigkeit oder Abgeschlagenheit auf – typische Zeichen eines viralen Infekts.

Im Allgemeinen sind ältere Menschen anfälliger für schwerwiegende Verläufe von Atemwegserkrankungen, einschließlich akuter Bronchitis. Dies ist auf eine geschwächte Immunabwehr, vorbestehende Atemwegserkrankungen oder andere gesundheitliche Probleme zurückzuführen. Bei älteren Patienten sind daher die Symptome oft auffälliger und können größere Atembeschwerden umfassen.

Komplikationen

Eine akute Bronchitis kann kompliziert verlaufen, wenn aus der viralen Bronchitis eine Lungenentzündung entsteht. Zudem besteht das Risiko einer bakteriellen Superinfektion, bei der sich nachträglich Bakterien im bereits geschädigten Bronchialsystem ansiedeln. Außerdem kann es nach Abklingen des Infekts zu einem hyperreaktiven Bronchialsystem kommen, das einen hartnäckigen Hustenreiz zurücklässt.

Therapie

Bei einer akuten Bronchitis ist vor allem Geduld gefragt – und die richtige Pflege. Ich empfehle meinen Patienten zur Linderung die Inhalation mit Emsersalz oder Meersalz. Das funktioniert auch ganz einfach zu Hause.

- Bereiten Sie dazu eine Salzlösung vor. Erhitzen Sie Wasser und fügen Sie 1 bis 2 Teelöffel Salz pro Liter Wasser hinzu, bis es sich aufgelöst hat. Geben Sie die Flüssigkeit in eine Schüssel.
- Starten Sie nun mit der Inhalation. Stellen Sie dazu die Schüssel auf eine stabile Unterlage und beugen Sie sich vorsichtig darüber. Decken Sie Ihren Kopf und die Schüssel mit einem Handtuch ab. Atmen Sie tief und gleichmäßig durch die Nase ein und durch den Mund aus. Achten Sie darauf, sich nicht zu verbrühen.
- Inhalieren Sie etwa 10 bis 15 Minuten und wiederholen Sie dies 1 bis 2-mal täglich nach Bedarf. Trinken Sie dabei ausreichend Wasser, um Ihre Schleimhäute feucht zu halten.

Zusätzlich helfen noch Brustumschläge oder Schwitzkuren.
Bei starkem Reizhusten wird Ihnen Ihre Ärztin oder Ihr Arzt eventuell zeitweise ein Cortisonspray verschreiben.

ANTIBIOTIKA – SINNVOLL ODER NICHT

Selbst wenn die Blutwerte leicht erhöhte Entzündungsmarker zeigen, ist eine antibiotische Therapie in unkomplizierten Fällen nicht sofort notwendig. Eine Behandlung mit Antibiotika ist nur indiziert bei:

- Bestehenden Lungenerkrankungen (wie COPD oder Asthma)
- Verdacht auf eine bakterielle Superinfektion

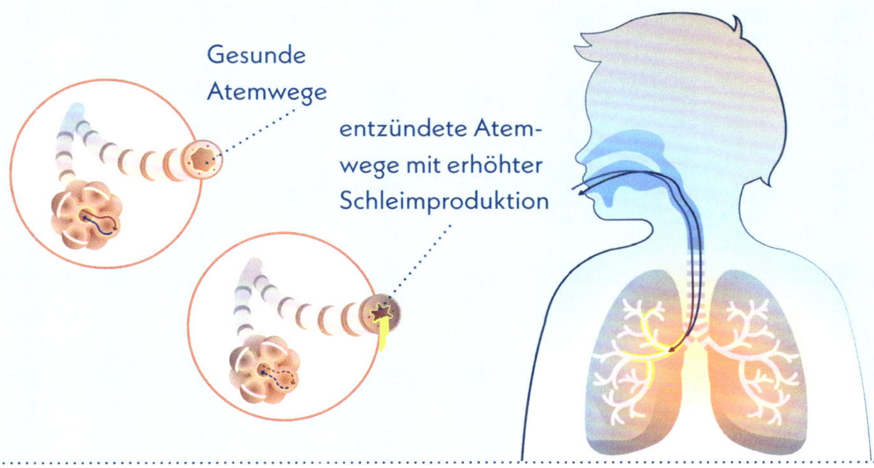

Bronchiektasen: wenn der Husten „überquillt"

Immer wieder kommen Patienten zu mir in die Sprechstunde, die über häufige Infekte klagen. Oft berichten sie, dass diese Infekte mit einem extrem produktiven Husten einhergehen – und hier meine ich wirklich extrem produktiv. Die Betroffenen sprechen nicht selten von regelrechtem „Maulvoll"-Auswurf, der oft schaumig, schleimig und manchmal sogar eitrig ist. Ich hoffe, Sie sind jetzt noch bei mir und lesen weiter, denn was ich hier beschreibe, sind sogenannte Bronchiektasen. Und die sind alles andere als harmlos.

Was sind Bronchiektasen?

Bronchiektasen sind krankhafte Erweiterungen der mittelgroßen und kleinen Bronchien, die durch eine Zerstörung der umgebenden Muskel- und Bindegewebsstrukturen entstehen. Diese erweiterten Bronchien können sich massiv mit Sekret füllen, da die natürliche Selbstreinigung der Atemwege – das sogenannte mukoziliäre System – gestört ist. Das Resultat? Sekret staut sich an, wird zur Brutstätte für Bakterien und löst immer wieder Infekte aus.

Bronchiektasen können sowohl lokal begrenzt auftreten als auch die gesamte Lunge betreffen. Besonders häufig finden wir sie jedoch in den Unterlappen der Lunge.

Wie entstehen Bronchiektasen?

Es gibt verschiedene Ursachen, die zu Bronchiektasen führen können. Häufig sind bestehende Lungenerkrankungen und angeborene Defekte wesentliche Faktoren. Eine der Hauptursachen bei Kindern und jungen Erwachsenen ist Mukoviszidose, eine genetische Erkrankung, die zu zähem Schleim in der Lunge führt.

Auch die primäre ziliäre Dyskinesie spielt eine Rolle, da hierbei die Flimmerhärchen der Atemwege nicht richtig funktionieren, was die Reinigung der Atemwege beeinträchtigt. Zudem können angeborene oder erworbene Immundefekte ebenfalls zur Entwicklung von Bronchiektasen beitragen.

Chronische Lungenerkrankungen sind ebenfalls bedeutende Auslöser. So treten rund 20 % der Bronchiektasen im Rahmen der chronisch obstruktiven Lungenerkrankung (COPD) auf. Auch Asthma bronchiale, der Alpha-1-Antitrypsin-Mangel und Tuberkulose können relevante Faktoren in der Entstehung von Bronchiektasen darstellen. Zudem kann die allergische bronchopulmonale Aspergillose (ABPA), eine seltene Pilzerkrankung, die Atemwege schädigen und zur Bildung von Bronchiektasen führen.

Weitere Ursachen umfassen schwere Lungeninfektionen in der Vergangenheit, schwere Lungenentzündungen oder Keuchhusten sowie das wiederholte Einatmen von Fremdkörpern oder giftigen Stoffen.

Diese Vielzahl an Ursachen zeigt, dass Bronchiektasen durch verschiedene Mechanismen entstehen können und sie eine breite Palette von vorangegangenen Erkrankungen und Risikofaktoren umfasst.

Symptome: Wie erkenne ich Bronchiektasen?

Das Leitsymptom ist ein chronischer, stark produktiver Husten mit erheblichem Auswurf. Dabei ist der Auswurf häufig schleimig, schaumig oder eitrig. Zusätzlich klagen meine Patienten über häufig wiederkehrende Atemwegsinfekte, gesteigerte Müdigkeit und Abgeschlagenheit, Atemnot, insbesondere bei Belastung und in schweren Fällen Husten mit Blutbeimengungen (Hämoptyse oder auch Bluthusten genannt).

Wie werden Bronchiektasen diagnostiziert?

Die Methode der Wahl zur Diagnostik ist die Computertomografie der Lunge (CT). Diese liefert ein klares Bild der Bronchialerweiterungen und eventueller Begleiterscheinungen wie Entzündungen, Sekretansammlungen oder struktureller Veränderungen im Lungengewebe.

Zusätzlich können folgende Untersuchungen sinnvoll sein:

- Sputum-Diagnostik: Zur Identifikation von Erregern, um gezielte Antibiotika-Therapien zu ermöglichen.
- Lungenspiegelung (Bronchoskopie): Vor allem, wenn ein Fremdkörper oder Tumor als Ursache vermutet wird.
- Tests auf zugrunde liegende Erkrankungen: Dazu zählen Mukoviszidose-Tests, Untersuchungen auf Immundefekte und primäre ziliäre Dyskinesie (kurz Ziliendyskinesie).

Was können Betroffene tun?

Die Therapie der Bronchiektasen ist individuell und richtet sich nach der Ursache sowie der Schwere der Erkrankung. Ziel ist es, Infekte zu vermeiden, die Lunge zu reinigen und die Lebensqualität zu verbessern.

Was können Konsequenzen sein?

Unbehandelte Bronchiektasen können langfristig zu einer chronischen Ateminsuffizienz, einer Lungenüberblähung (Emphysem) oder einer Rechtsherzbelastung führen!

Wenn Sie oder jemand aus Ihrem Umfeld unter chronischem Husten mit viel Auswurf und häufigen Infekten leidet, sollten Sie nicht zögern, eine Ärztin oder einen Arzt aufzusuchen. Mit der richtigen Therapie lässt sich die Lebensqualität spürbar verbessern.

Therapiemöglichkeiten bei Bronchiektasen zielen darauf ab, Entzündungen zu reduzieren, Infektionen zu verhindern und die Lungenfunktion zu verbessern. Dazu gehören medikamentöse Behandlungen, Atemphysiotherapie und in schweren Fällen chirurgische Eingriffe zur langfristigen Symptomkontrolle.

Bronchialtoilette	• **Atemphysiotherapie:** Dazu gehören spezielle Techniken wie Lagerungsdrainagen, Vibrationsmassagen und das Abhusten von Sekreten. • **Inhalationstherapie:** Mit schleimlösenden Medikamenten, Kochsalzlösungen oder entzündungshemmenden Substanzen. • **Atemgymnastik:** Unterstützt die Selbstreinigung der Lunge und verbessert die Atemfunktion.
Medikamentöse Therapie	• Antibiotika: Bei Infekten sollten Antibiotika gezielt nach Erregernachweis (Antibiogramm) eingesetzt werden, um Resistenzen zu vermeiden. Eine Therapiedauer von mindestens zwei Wochen ist in der Regel notwendig. • Bronchodilatatoren: Bei vorliegender Atemwegsverengung (z. B. bei COPD) sollten bronchienerweiternde Medikamente eingesetzt werden.
Impfungen	Ein absolutes Muss bei Bronchiektasen sind Impfungen gegen Pneumokokken, Influenza, Keuchhusten und Haemophilus influenzae Typ B. Sie schützen vor gefährlichen Sekundärinfektionen.
Operation	In seltenen Fällen, wenn die Bronchiektasen sehr lokal begrenzt sind, kann eine chirurgische Entfernung des betroffenen Lungenabschnitts erwogen werden.
Körperliche Aktivität und Lungensport	Regelmäßige Bewegung und Lungensport helfen, die Lungenfunktion zu verbessern und die allgemeine Belastbarkeit zu steigern.

COPD – die unterschätzte Volkskrankheit

Die chronisch obstruktive Lungenerkrankung, kurz COPD, ist eine der wirklich unterschätzten Volkskrankheiten. Weltweit ist COPD die dritthäufigste Todesursache und die häufigste chronische Erkrankung der Atemwege. Sie beginnt oft schleichend und wird erst spät diagnostiziert, weshalb sie auch als „stiller Zerstörer der Lunge" gilt. Meist entwickelt sich die Erkrankung aus einer chronischen Bronchitis heraus. Das heißt: Patienten leiden über mindestens zwei Jahre hinweg drei Monate pro Jahr an Husten und Auswurf. Doch dabei bleibt es nicht. Mit der Zeit verengen sich die Atemwege immer stärker, was zu einer anhaltenden Atemnot führt. Diese Atemflussbehinderung (Obstruktion) ist bei COPD leider bleibend und selbst durch Medikamente nicht vollständig reversibel – ein wichtiger Unterschied zu Asthma, auf den ich gleich noch näher eingehen werde.

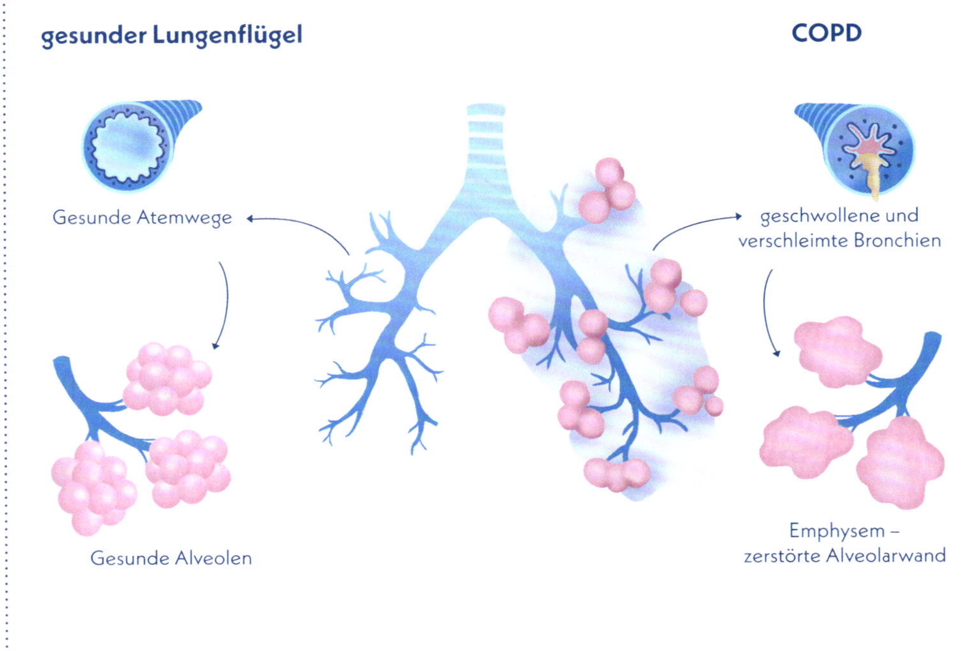

Ursache und Verlauf

In 90 % der Fälle ist das Rauchen der häufigste Risikofaktor. Weitere Ursachen sind Luftverschmutzung (Feinstaubbelastung, Schadstoffe), häufige Lungeninfektionen in der Kindheit, eine überstandene Tuberkulose oder ein genetischer Defekt wie der Alpha-1-Antitrypsin-Mangel spielen eine Rolle.

Im Verlauf der Erkrankung zerstört die Entzündung die feine Struktur der Bronchien und Lungenbläschen (Alveolen). Dadurch werden die kleinen Atemwege (Bronchiolen) immer enger. Zusätzlich verliert das Lungengewebe seine Elastizität, wodurch die Luft schlechter aus der Lunge entweichen kann (Lungenemphysem). Schließlich nimmt die Schleimproduktion zu, was Husten und Auswurf verstärkt.

Schlussendlich leiden Betroffene unter starker Atemnot, die im Verlauf immer schlimmer wird.

In späteren Stadien kommt es dann leider noch zu weiteren Symptomen wie:

- Gewichtsverlust durch Muskelabbau, weil die Atmung enorm viel Energie verbraucht.
- Osteoporose und Hautverdünnung durch langfristige Cortisonbehandlung.
- Depressionen und soziale Isolation, da Betroffene Aktivitäten vermeiden.

Ein besonderes Risiko stellen dabei akute Verschlechterungen dar. Diese sogenannten Exazerbationen werden oft durch Infekte oder Luftverschmutzung ausgelöst und können lebensbedrohlich sein.

Die GOLD-Stadien (1 bis 4)
Die Stadien der COPD orientieren sich an der sogenannten FEV1, also der Einsekundenkapazität, welche die Luftmenge angibt, die Sie innerhalb einer Sekunde ausatmen können. Je geringer dieser Wert, desto schwerer ist die Erkrankung.

Stadium 1 – leicht:
Ihre FEV1 liegt bei über 80 % des Sollwerts. In diesem Stadium bemerken viele Patienten häufig noch keine Symptome oder führen gelegentliche Atemnot auf das Alter oder den Fitnesszustand zurück. Es ist jedoch wichtig zu beachten, dass bereits in diesem Stadium Schäden an der Lunge auftreten können.

Stadium 2 – mittel:
Hier sinkt die FEV1 auf 50 bis 79 % des Sollwerts. Viele Patienten haben in diesem Stadium bereits chronischen Husten und Auswurf und die Atemnot tritt bei körperlicher Belastung vermehrt auf.

Stadium 3 – schwer:
Die FEV1 liegt bei 30 bis 49 % des Sollwerts. In diesem Stadium wird die Luft zunehmend knapp, insbesondere bei alltäglichen Aktivitäten wie Treppensteigen oder Einkaufen. Häufig treten auch erste akute Verschlechterungen (Exazerbationen) auf, die die Lebensqualität erheblich beeinträchtigen.

Stadium 4 – sehr schwer:

Die FEV1 fällt auf unter 30 % des Sollwerts – oder darunter, wenn Sie zusätzlich unter schwerer Atemnot leiden. Hier sprechen wir von einer fortgeschrittenen COPD, bei der oft eine Sauerstofftherapie erforderlich ist. Patienten in diesem Stadium sind häufig stark eingeschränkt, selbst kleine Bewegungen können zur Belastung werden.

Diagnose: Wie wird COPD festgestellt?

Die Diagnose erfolgt schrittweise. Zunächst wird in der Anamnese ermittelt, ob Risikofaktoren wie Rauchen, beruflicher Schadstoffkontakt oder häufige Infekte in der Kindheit vorliegen. Diese Fragen sind notwendig, weil sie zur richtigen Diagnose beitragen.

Im zweiten Schritt wird ein Lungenfunktionstest, auch Spirometrie genannt, durchgeführt. Dabei wird die Atemflussbehinderung gemessen, insbesondere der FEV1-Wert, der angibt, wie viel Luft der Patient in einer Sekunde ausatmen kann. Eine irreversibel eingeschränkte FEV1 ist ein typisches Zeichen für COPD.

Um COPD von Asthma zu unterscheiden, folgt der Reversibilitätstest, bei dem die Lungenfunktion nach der Inhalation eines Medikaments überprüft wird. Bei Asthma verbessert sich die Funktion in der Regel deutlich, während dies bei COPD meist nicht der Fall ist.

Darüber hinaus werden Blutuntersuchungen durchgeführt, um etwa die Eosinophilen-Zahl zu bestimmen, die auf eine mögliche Asthmakomponente hinweisen kann. Eosinophile Granulozyten zählen zu den weißen Blutkörperchen und eine erhöhte Anzahl kann auf Allergien oder Asthma hindeuten, was wiederum andere therapeutische Maßnahmen erforderlich macht.

Schließlich kommen bildgebende Verfahren wie Röntgenaufnahmen oder CTs der Lunge zum Einsatz, um ein Lungenemphysem oder andere Erkrankungen auszuschließen.

COPD versus Asthma: Wo liegen die Unterschiede?

Die Differenzialdiagnose zwischen COPD und Asthma ist entscheidend, denn beide Erkrankungen betreffen die Atemwege, haben aber völlig unterschiedliche Mechanismen und Therapien. Bei einem diagnostizierten Asthma bronchiale wird nach aktuellen Empfehlungen bereits bei mildem Verlauf mit einem Cortisonspray behandelt. Bei einer COPD-Erkrankung ist das allerdings nicht der Fall!

COPD ist eine Erkrankung, die sich bedauerlicherweise oft schleichend entwickelt. Es ist jedoch entscheidend, dass Sie wissen, in welchem Stadium Sie sich befinden und welcher Gruppe Sie zugeordnet werden, damit Sie die Therapie gezielt anpassen können.

Die A-B-(CD)E-Gruppen

Die GOLD-Stadien allein sind nicht ausreichend, um COPD optimal zu therapieren, da sie lediglich die Lungenfunktion berücksichtigen. Daher existieren die Gruppen A, B, C und D, die sich nach Symptomen und der Häufigkeit von Exazerbationen richten.

Gruppe A:

Sie haben wenige Symptome und lediglich selten Exazerbationen (höchstens eine pro Jahr). Typisch ist eine milde Atemnot, die Sie im Alltag kaum einschränkt. Die Therapie ist in der Regel recht einfach und besteht häufig aus einem Bronchienerweiterer (Bronchodilatator).

Gruppe B:

In dieser Gruppe sind die Symptome ausgeprägter, insbesondere die Atemnot. Exazerbationen bleiben jedoch weiterhin selten (maximal eine pro Jahr). Hier steht Ihre Lebensqualität im Vordergrund, weshalb die Therapie mit langwirksamem Bronchienerweiterern, entweder allein oder in Kombination, erfolgt.

Früher gab es die Gruppen C und D, die aber nun zur Gruppe E zusammengefasst wurden.

Gruppe E:

Leider gehören Sie in diesem Fall zu den Betroffenen mit fortgeschrittener Erkrankung. Die Lungenkraft ist stark eingeschränkt und die Bewältigung des Alltags wird sehr mühsam. Es sind mindestens zwei Exazerbationen im letzten Jahr oder eine Verschlechterung erforderlich, die eine Krankenhausbehandlung notwendig machte, um in diese Gruppe eingeordnet zu werden. In diesem Stadium werden Betroffene in der Regel mit Kombinationstherapien behandelt, die ein inhalatives Cortisonspray und einen Bronchienerweiterer umfassen, oder sogar mit Triple-Therapien, bestehend aus inhalativem Cortison plus zwei lang wirksamen Bronchienerweiterern.

Therapie: Was kann man tun?

Die COPD ist zwar nicht heilbar, aber ihre Symptome lassen sich behandeln und das Fortschreiten der Krankheit kann verlangsamt werden. Die Therapie besteht aus zwei Säulen:

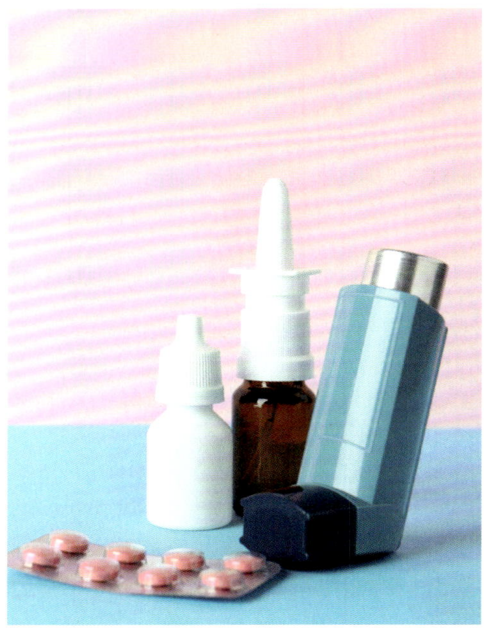

1. NICHT-MEDIKAMENTÖSE MASSNAHMEN:

Der wichtigste Schritt, um die Lunge zu schützen! Wer unter einer Therapie weiterraucht, verhindert den Erfolg der Raucherentwöhnung. Das ist so, als ob Sie in einem Auto Gas geben, aber die Handbremse noch voll angezogen ist.

- **Impfungen:**
  Patienten sollten sich jährlich gegen Grippe und regelmäßig gegen Pneumokokken impfen lassen. Auch COVID-19-Booster sind essenziell, um Infekte zu vermeiden.

- **Lungensport:**
  Spezielle Atemgymnastik und Bewegung verbessern die Atemeffizienz und reduzieren die Atemnot.

- **Ernährungsberatung:**
  Gewichtsverlust vermeiden und Muskelmasse erhalten – das ist bei COPD-Patienten extrem wichtig.

2. MEDIKAMENTÖSE THERAPIE:

- **Bronchodilatatoren:**
  Sie erweitern die Atemwege und erleichtern die Atmung. Dazu gehören Beta-2-Sympathomimetika und Anticholinergika. In den Wänden der Bronchien sind glatte Muskeln, die sich durch die beiden Wirkstoffe entspannen.

- **Inhalative Kortikosteroide (ICS) + 1 Bronchodilatator:**
  Sie wirken entzündungshemmend und durch den 2. medikamentösen Anteil bronchienerweiternd und werden gezielt eingesetzt, z. B. bei Patienten mit häufigen Exazerbationen oder Asthmaanteilen.

- **Dreifachtherapie:**
  Eine Kombination aus zwei Bronchodilatatoren und einem Cortisonpräparat für schwere Verläufe.

- **Antikörpertherapie:**
  Ausgewählte Betroffene, die bestimmte Blutwerte erhöht haben, profitieren von einer Antikörpertherapie (Dupilumab).

Lungenentzündung – eine ernste Angelegenheit

Eine Lungenentzündung (Pneumonie) ist keine harmlose Erkrankung, sondern eine ernst zu nehmende Infektion, die nicht nur die Bronchien, sondern die gesamte Lunge betrifft. In den Industrieländern gehört sie zu den häufigsten tödlichen Infektionen. Allein in Deutschland sterben jährlich etwa 500 000 Menschen an den Folgen einer Lungenentzündung. Fast jeder zweite Betroffene muss stationär im Krankenhaus behandelt werden. Die klassische bakterielle Lungenentzündung beginnt meist plötzlich mit hohem Fieber, Schüttelfrost, Husten und Atemnot. Häufig kommen Brustschmerzen hinzu und der Husten bringt später rotbraunen Auswurf mit sich. Im Röntgenbild erkennt man eine deutliche Verschattung der Lunge und im Blut zeigen sich erhöhte Entzündungswerte sowie weitere typische Krankheitszeichen und Laborveränderungen, die auf eine schwere Infektion hinweisen.

AMBULANT ERWORBENE PNEUMONIEN

Risikogruppe	Symptome	Diagnostik
• Ältere Menschen • Kleinkinder • Menschen mit chronischen Lungen- oder Herzerkrankungen • Rauchende • Immungeschwächte Personen	• Plötzlicher Beginn mit hohem Fieber • Husten mit gelblich-grünem Auswurf • Brustschmerzen beim Atmen • Atemnot, Schüttelfrost, Abgeschlagenheit	• Abhören: Knisterrasseln oder Bronchialatmen • Blutbild: Entzündungszeichen (CRP, Leukozyten) • Röntgen-Thorax: typische Infiltrate • Bei schwerem Verlauf: Blutkultur, Erregernachweis im Sputum oder Urin

Im Gegensatz dazu verläuft eine atypische Pneumonie oft schleichender. Die Symptome wie trockener Reizhusten und leichtes Fieber sind weniger ausgeprägt und im Röntgenbild sind die Veränderungen oft nicht eindeutig erkennbar. Wichtig für die richtige Diagnose in der Erregerart ist, den Ursprung der Lungenentzündung zu finden.

Im ersten Schritt unterscheiden wir zwischen einer ambulant erworbenen Pneumonie (CAP) – also einer Lungenentzündung, die außerhalb eines Krankenhauses auftritt – und einer nosokomialen Pneumonie (HAP), die erst im Krankenhaus entsteht.

Ambulant erworbene Pneumonien werden meist durch typische Erreger wie Streptokokken oder Hämophilus influenzae ausgelöst. Aber auch Viren wie Influenza-, Adeno- oder RSV-Viren können eine Rolle spielen .

Die nosokomiale Pneumonie entwickelt sich mindestens 48 Stunden nach der Krankenhausaufnahme. Die Erreger sind oft multiresistent, z. B. MRSA (methicillinresistente Staphylokokken) oder VRE (vancomycinresistente Enterokokken). Solche Bakterien sprechen auf viele Antibiotika nicht mehr an und müssen mit speziellen „Reserveantibiotika" behandelt werden.

NOSOKOMIALE PNEUMONIEN

Risikogruppe	Symptome	Diagnostik
• Beatmete Patientinnen bzw. Patienten • Menschen mit künstlichem Zugang zur Luftröhre oder Magensonde • Personen mit geschwächtem Immunsystem oder chronischen Erkrankungen	• Oft weniger „dramatisch" als bei CAP, aber schnell fortschreitend • Atemnot, Fieber, schlechter Allgemeinzustand • Neue Infiltrate im Röntgenbild	• Trachealsekret-Analyse bei Beatmung • Blutkulturen • Computertomografie zur besseren Abgrenzung

Diagnose und Schweregrad

Für die endgültige Diagnose, benötigt der Arzt mindestens ein Hauptkriterium (z. B. ein frisches Infiltrat im Röntgenbild) und zwei Nebenkriterien wie Fieber, eitrigen Auswurf oder charakteristische Atemgeräusche. Ein einfacher Test, der sogenannte CRB-65-Score, hilft dabei, die Schwere der Erkrankung einzuschätzen.

Therapie der Lungenentzündung

Bei unkomplizierten Fällen ohne Vorerkrankungen kommt in der Regel ein Antibiotikum wie Aminopenicillin oder Doxycyclin zum Einsatz. Patienten mit Begleiterkrankungen erhalten eine breiter wirkende Therapie. Die Dauer liegt durchschnittlich bei 5 bis 7 Tagen.

Wirksame Hausmittel
Trinken Sie ausreichend Wasser, Kräutertees oder Brühen, um den Körper hydriert zu halten und den Schleim zu verflüssigen.
Sorgen Sie für ausreichend Schlaf und Ruhe, um Ihrem Körper die Möglichkeit zu geben, sich zu regenerieren. Vermeiden Sie anstrengende Aktivitäten. Schlafen Sie mit erhöhtem Kopf, um das Atmen zu erleichtern.
Verwenden Sie eine Inhalation mit einer isotonischen Lösung (0,9 % NaCl) oder Emsersalzen, um die Atemwege zu befeuchten und den Schleim zu lösen.
Legen Sie warme, feuchte Kompressen auf die Brust, um Schmerzen zu lindern und die Durchblutung zu fördern.
Vermeiden Sie Reizstoffe: Halten Sie sich von Zigarettenrauch fern und sorgen Sie für ein feuchtes Raumklima.
Luftfeuchtigkeit erhöhen, das funktioniert ganz einfach mit feuchten Tüchern, die Sie im Zimmer aufhängen

Stationäre Therapie

Schwere Lungenentzündungen erfordern oft eine intravenöse Kombinationstherapie mit verschiedenen Antibiotika. Innerhalb von 2 bis 3 Tagen sollte eine Besserung eintreten. Ansonsten muss ein erneuter Keimnachweis versucht werden und eine stärkere Antibiose eingesetzt werden. Je nach Keim und Schwere kann die Dauer 12 bis 14 Tage andauern.

Sonderformen der Lungenentzündung

Aspirationspneumonie
Diese Form entsteht, wenn Fremdmaterial (Speichel, Erbrochenes, Essen) in die Lunge gerät. Die Magensäure greift die Lunge zusätzlich an – das Gewebe reagiert mit einer Entzündung.

Interstitielle Pneumonie/ nicht infektiöse Pneumonien
Hier liegt die Ursache nicht in Erregern, sondern z. B. in einer Autoimmunreaktion, Medikamentennebenwirkung oder toxischen Stoffen. Dazu gehören z. B. medikamenteninduzierte Pneumonien (z. B. durch Chemotherapie), Sarkoidose und COVID-19 in Spätform.

ASPIRATIONSPNEUMONIE

Risikogruppe	Erreger	Therapie
• Patienten nach Schlaganfall oder mit neurologischen Erkrankungen • Menschen mit Schluckstörungen (z. B. Demenz, Parkinson) • Bewusstlose, Alkoholintoxikierte	• Anaerobe Bakterien aus dem Mund-Rachen-Raum • Mischinfektionen mit gramnegativen Keimen	• Antibiotika mit anaerober Wirksamkeit (z. B. Clindamycin oder Metronidazol in Kombination) • Eventuell Magensonde zur Ernährung • Schlucktraining oder Logopädie zur Prophylaxe

INTERSTITIELLE PNEUMONIE / NICHT-INFEKTIÖSE PNEUMONIEN

Symptome	Diagnostik	Therapie
• Allmählich zunehmende Atemnot • Trockener Husten • Leistungsknick	• CT zeigt milchglasartige Veränderungen • Lungenfunktion eingeschränkt • Autoantikörper-Tests eventuell sinnvoll	• Kortikosteroide (Prednisolon) • Immunsuppressiva bei Autoimmunerkrankung • Sauerstofftherapie, eventuell Lungenfibrose-Prophylaxe

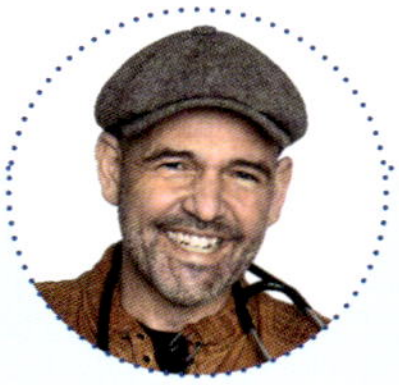

DOC ESSERS PRÄVENTIONSTIPP

Es gibt zwei wichtige Impfungen, die das Risiko, an einer Lungenentzündung zu erkranken, deutlich senken können:

Pneumokokken-Impfung

Diese schützt vor den häufigsten bakteriellen Erregern der Lungenentzündung. Sie wird allen Menschen über 60 Jahren, chronisch Kranken und Personen mit geschwächtem Immunsystem empfohlen. Die Impfung schützt gegen 20 unterschiedliche Pneumokokkentypen. Die Nebenwirkungen sind mild.

Grippe-Impfung

Virale Infektionen wie die Influenza schwächen das Immunsystem und können den Weg für eine bakterielle Lungenentzündung ebnen. Die jährliche Grippe-Impfung schützt nicht nur vor der Influenza selbst, sondern indirekt auch vor Komplikationen wie einer Lungenentzündung.

Ich bin definitiv keiner, der Impfungen blauäugig empfiehlt und Impfkomplikationen oder Impfnebenwirkungen unter den Teppich kehrt, aber ich habe mehrfach erlebt, wie junge und bis dato gesunde Menschen an einer Grippe auf der Intensivstation verstorben sind. Vor allem älteren Personen und Menschen mit vielen sozialen Kontakten empfehle ich die Impfung.

Lungenemphysem – die Lunge leiert aus

Immer wieder kommen Patienten zu mir in die Sprechstunde, die völlig überraschend im Rahmen einer Routineuntersuchung die Diagnose Lungenemphysem erhalten haben. Das sorgt oft für Verunsicherung: „Was ist das genau? Und was bedeutet das für mich?"

Ein Lungenemphysem bedeutet, dass das feine Gerüst der Lunge zerstört wird. Dabei gehen die kleinen Lungenbläschen (Alveolen) kaputt und die Lufträume erweitern sich, vor allem in den kleinsten Verästelungen der Atemwege. Sie „leiert" quasi aus. Dadurch wird die Lunge weniger elastisch – sie kann nicht mehr so effektiv Sauerstoff aufnehmen und Kohlendioxid abgeben.

Der Hauptschuldige bei diesem Prozess ist ein Enzym namens Protease. Dieses wird von bestimmten Immunzellen, den neutrophilen Granulozyten, freigesetzt, um eigentlich Schadstoffe oder Bakterien zu bekämpfen. Problem: Wenn zu viel Protease aktiv ist, greift sie die Lungenstruktur an.

Aber: Unser Körper ist clever! Er hat einen natürlichen Gegenspieler, das Alpha-1-Antitrypsin (kurz AAt). Dieses Molekül hemmt die überschießende Proteaseaktivität und schützt so die Lunge.

Die zwei Hauptursachen

Ein Emphysem kann durch zwei Hauptursachen bedingt sein, wobei der Alpha-1-Antitrypsin-Mangel eine besonders bedeutende Rolle spielt. Bei einigen Menschen sorgt eine genetische Veranlagung dafür, dass ihr Körper nicht ausreichend Alpha-1-Antitrypsin produziert. Fehlt dieser „Bodyguard" der Lunge, kann vor allem bei Rauchern schon frühzeitig, also im Alter von 30 bis 50 Jahren, eine Zerstörung der Lungenbläschen eintreten. Je nach genetischem Hintergrund können die Verläufe der Erkrankung variieren und bei schwerwiegenden Mängeln besteht die Möglichkeit einer Substitutionstherapie, bei der regelmäßig Alpha-1-Antitrypsin zugeführt wird.

Das Rauchen

Rauchen ist jedoch weitaus häufiger die Ursache für ein Lungenemphysem. Nikotin und die Schadstoffe aus Zigaretten wirken hemmend auf den Schutzmechanismus des Alpha-1-Antitrypsins, was dazu führt, dass die Lunge anfälliger wird und das Gewebe zunehmend zerstört wird. Aus diesem Grund tritt ein Emphysem häufig in Verbindung mit COPD auf und umgekehrt ist COPD oft mit einem Emphysem verbunden.

Die Folgen des Lungenempysems

Zunächst kommt es zur Abnahme der Lungenkraft, da die Elastizität der Lunge verloren geht und diese nicht mehr effizient arbeiten kann. Gleichzeitig mindert sich die Diffusionskapazität, was bedeutet, dass der Austausch von Sauerstoff und Kohlendioxid in den Lungenbläschen erschwert wird. Dies kann zu einem Anstieg des Kohlendioxidgehalts im Körper und einem kritischen Abfall des Sauerstoffs führen. Ein weiteres gravierendes Symptom ist die Atemnot (Dyspnoe), die insbesondere bei körperlicher Belastung auftritt und den Alltag erheblich einschränkt.

Die ersten Therapieschritte

Die Therapie eines Lungenemphysems, insbesondere wenn ein Mangel an Alpha-1-Antitrypsin genetisch bedingt ist, zielt vor allem darauf ab, eine Verschlechterung der Erkrankung zu verhindern. Hierbei ist ein ganzheitlicher Ansatz von entscheidender Bedeutung.

Zunächst ist der Rauchstopp essenziell, um den fortschreitenden Lungenschaden zu bremsen. Darüber hinaus sollten Standardimpfungen, insbesondere gegen Grippe und Pneumokokken, in Betracht gezogen werden, um weitere Komplikationen oder Infektionen zu minimieren.

Bei Vorliegen einer COPD, die oft mit einem Emphysem einhergeht, kommen Therapien mit Bronchienerweiterern zum Einsatz, gegebenenfalls auch mit Cortison. Um die Atemmuskulatur zu stärken und die Luft besser in der Lunge zu verteilen, sind Atemgymnastik und Physiotherapie empfehlenswert.

In fortgeschrittenen Stadien kann eine Langzeit-Sauerstofftherapie notwendig werden, da der Sauerstoffgehalt im Blut oft nicht mehr ausreichend ist. Hierbei ist jedoch Vorsicht geboten, denn er darf bei pulmonal erkrankten Patienten nie unkontrolliert verabreicht werden.

Bei hypoxämischen Patienten kann dies die Überlebenszeit verlängern, während bei Hyperkapnie, einem erhöhten Kohlendioxidgehalt, der niedrige Sauerstoffgehalt der wichtigste Atemantrieb bleibt.

Sauerstoff-Therapie/ Operative Maßnahmen

Wenn die Lunge nicht mehr genug Kohlendioxid abatmen kann, kann eine nicht-invasive Beatmung, insbesondere nachts, erforderlich sein. In einigen Fällen können auch operative Maßnahmen in Betracht gezogen werden.

Eine Lungenvolumenreduktion, entweder operativ oder endoskopisch, wird oft bei Patienten durchgeführt, bei denen das Emphysem vor allem die oberen Lungenabschnitte betrifft. Ziel ist es, die überblähten, kaputten Lungenareale zu verkleinern und Platz für die gesunden Lungenteile zu schaffen, die noch gut arbeiten können.

Dadurch kann sich das Zwerchfell besser bewegen und die Betroffenen können freier atmen.

Das geht auf zwei Arten:

- Operativ:
  Chirurgen schneiden die kaputten Lungenanteile raus.
- Minimalinvasiv mit Ventilen oder Coils: Kleine Implantate blockieren bestimmte Bronchien, sodass sich das überblähte Areal zusammenzieht.

Wer profitiert davon?
Menschen mit einem fortgeschrittenen, heterogenen Emphysem, bei dem bestimmte Lungenareale besonders stark betroffen sind – und wo der Rest der Lunge noch ein bisschen mitspielen kann.

Wichtig: Eine genaue Diagnostik mit CT, Lungenfunktion und manchmal auch Perfusionsszintigrafie ist Pflicht!

Wer nicht?
Wer ein diffuses Emphysem hat, also überall gleichmäßig geschädigt ist, oder wer zusätzlich an schwerer Herzinsuffizienz, Lungenhochdruck oder stark eingeschränkter Belastbarkeit leidet, wird eher nicht profitieren – da kann der Eingriff sogar mehr schaden als helfen.

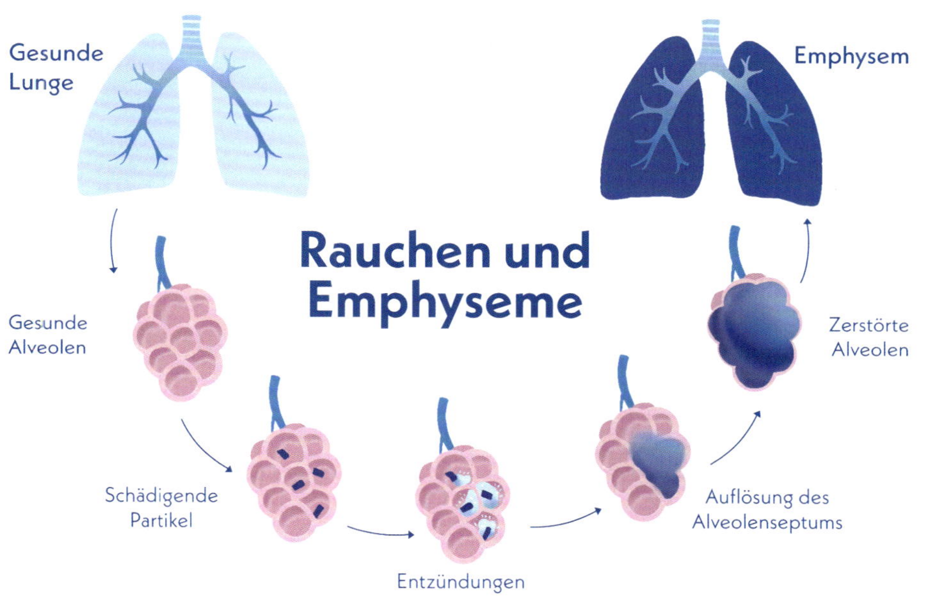

Lungenkrebs – das Bronchialkarzinom genauer erklärt

Früher bedeutete die Diagnose Lungenkrebs oft ein Todesurteil, dazu waren die Therapien mit zahlreichen Nebenwirkungen verbunden. Heute hat sich die Behandlung von Lungenkrebs erheblich verbessert. Selbst bei fortgeschrittenem Lungenkrebs müssen Patientinnen und Patienten nicht mehr mit einer dramatischen Lebenszeitverkürzung rechnen. Neue Erkenntnisse und individualisierte Therapien ermöglichen es, dass Betroffene mehrere Jahre bei hoher Lebensqualität gewinnen können.

Auch die Klassifikation von Lungenkrebs hat sich weiterentwickelt. Früher wurde einfach zwischen Kleinzeller und Nichtkleinzeller unterschieden. Heute hat man die Nichtkleinzeller weiter unterteilt, was zu neuen Therapiemöglichkeiten führte.

Die Entstehung von Lungenkrebs

Die Entstehung ist ein komplexer Prozess, der durch verschiedene Faktoren beeinflusst wird. Im Wesentlichen kann die Entwicklung von Lungenkrebs in drei Schritte unterteilt werden (siehe Kästen rechts). Da aus den veränderten Zellen Tumoren entstehen, die auch in andere Körperbereiche streuen können, ist die Früherkennung und Vermeidung von Risikofaktoren entscheidend für die Prävention.

KONTAKT MIT KREBSERREGENDEN STOFFEN (KARZINOGENE):

Zigarettenrauch ist der Hauptverursacher von Lungenkrebs und enthält über 70 bis 100 bekannte Stoffe, die Krebs verursachen können. Aber auch Asbest, Feinstaub, Radon (ein radioaktives Gas) sowie chronische Entzündungen der Lunge können Schäden an den Zellen auslösen.

GENETISCHE SCHÄDEN:

Diese krebserregenden Stoffe schädigen die DNA in den Zellen des Lungengewebes (Epithel). Oft sind die Reparatursysteme der Zellen überfordert oder arbeiten nicht richtig, was zu anhaltenden DNA-Schäden führt.

ENTWICKLUNG EINER DYSPLASIE:

Aus der beschädigten DNA entstehen Zellen, die sich unkontrolliert teilen. Zunächst handelt es sich um kleine Veränderungen (Dysplasien), doch mit der Zeit können sich diese zu einem Tumor entwickeln.

Ein wichtiger Aspekt der Lungenkrebsentwicklung ist die Latenzzeit. Diese bezeichnet die Zeitspanne von der Schädigung bis zum tatsächlichen Ausbruch der Krankheit, die bis zu 30 Jahre betragen kann. Das Risiko, an Lungenkrebs zu erkranken, steigt bei Rauchern mit der Anzahl der sogenannten „Pack Years" – das bedeutet die Anzahl der Raucherjahre multipliziert mit der Anzahl der täglich gerauchten Zigarettenpackungen (beispielsweise eine Packung täglich über 20 Jahre ergibt 20 Pack Years). Besonders junge Menschen, die früh mit dem Rauchen beginnen, haben ein erhöhtes Risiko, an Lungenkrebs zu erkranken.

Die verschiedenen Arten von Lungenkrebs

Lungenkrebs ist nicht eine einzige Krankheit, sondern eine Gruppe von Tumoren mit unterschiedlichen Eigenschaften. Die Einteilung hilft uns, die beste Therapie zu wählen.

Nicht-kleinzelliges Bronchialkarzinom (NSCLC, 85 % der Fälle):

Plattenepithelkarzinom

- Häufig bei Rauchern
- Meist zentral in der Lunge, in der Nähe der großen Bronchien

Adenokarzinom

- Häufigste Form bei Nichtrauchern
- Entsteht oft in den äußeren Bereichen der Lunge (peripher).

Großzelliges Karzinom

- Wächst schnell und aggressiv, aber seltener.

Kleinzelliges Bronchialkarzinom (SCLC, 15 % der Fälle):

Dieser Tumor ist besonders aggressiv.

- Verdoppelt seine Größe in 10 bis 50 Tagen.
- Bei Diagnosestellung sind in 80 % der Fälle bereits Metastasen (Ableger in anderen Organen) vorhanden.
- Hat die schlechteste Prognose, aber: Auch hier gibt es Fortschritte!

Besonderheiten des seltenen kleinzelligen Bronchialkarzinoms

Das kleinzellige Lungenkarzinom, kurz SCLC, ist eine besonders aggressive Form von Lungenkrebs. Es wächst schnell und bildet früh Metastasen in anderen Körperregionen. Damit Ärzte die Therapie besser planen können, wird diese Krebsart in zwei Stadien unterteilt:

1. Limited Disease (LD) – begrenztes Stadium:

Hier ist der Tumor noch auf eine Seite des Brustkorbs beschränkt. Das heißt, er sitzt entweder nur in einer Lunge oder hat sich höchstens auf benachbarte Lymphknoten ausgedehnt. Wichtig ist: Man kann den Tumor und die betroffenen Stellen in einem Bestrahlungsfeld behandeln. In diesem Stadium gibt es also noch eine gute Chance, gezielt vorzugehen.

2. Extensive Disease (ED) – ausgedehntes Stadium:

In diesem Stadium hat sich der Krebs schon weiter im Körper ausgebreitet. Das kann heißen, dass er Metastasen in anderen Organen wie der Leber, den Knochen oder dem Gehirn gebildet hat. Leider ist hier keine gezielte Bestrahlung mehr möglich, weil der Tumor zu weit gestreut hat. Man setzt dann auf systemische Therapien wie Chemotherapie oder Immuntherapie, um das Wachstum zu bremsen.

Das Stadium „Very Limited Disease" (VLD) wird in der medizinischen Praxis seltener separat erwähnt, aber es ist eine noch feinere Unterteilung des begrenzten Stadiums (Limited Disease), die insbesondere in spezialisierten Kliniken oder Studien benutzt wird.

Very Limited Disease (VLD):
Hier sprechen wir von einem noch früheren Stadium des kleinzelligen Lungenkarzinoms. Der Tumor ist dabei:

- Sehr klein (meist nur lokal in einer Lunge begrenzt).
- Noch ohne Befall der Lymphknoten oder mit nur minimaler Beteiligung der benachbarten Lymphknoten.
- Keine Hinweise auf Streuung (keine Metastasen in anderen Organen).

Dieses Stadium bietet die besten Chancen für eine intensive Behandlung, da der Tumor oft mit einer Kombination aus Operation, Chemotherapie und gegebenenfalls Bestrahlung effektiv behandelt werden kann. Leider ist es selten, dass das SCLC in diesem Stadium entdeckt wird, da die Krankheit oft erst in fortgeschrittenen Stadien Symptome verursacht.

Symptome bei Lungenkrebs

Hier kommt die bittere Wahrheit: Lungenkrebs macht sich oft erst bemerkbar, wenn er schon fortgeschritten ist. Trotzdem gibt es ein paar Warnzeichen, auf die man achten sollte – auch wenn sie zunächst ganz harmlos wirken. Typische Symptome sind:

- Hartnäckiger Husten, der einfach nicht weggeht oder sich verändert (z. B. tiefer, rauer, bellender)
- Blut im Auswurf – das ist immer ein Alarmsignal!
- Atemnot bei Belastung oder sogar in Ruhe
- Brustschmerzen, besonders beim Einatmen
- Heiserkeit, wenn der Tumor auf die Stimmbandnerven drückt
- Ungewollter Gewichtsverlust – also man nimmt ab, ohne was an der Ernährung zu ändern.
- Allgemeine Schwäche, Nachtschweiß oder Fieber

Bei manchen Betroffenen zeigt sich auch erst spät, dass Knochen oder das Gehirn mitbetroffen sind – und dann treten ganz andere Symptome auf, wie z. B. Knochenschmerzen, Schwindel oder Lähmungen.

Warum wird Lungenkrebs häufig erst spät entdeckt?

Ein fieser Trick des Tumors ist, dass er meist unbemerkt wächst. Die Lunge ist nicht schmerzempfindlich, da sie keine Schmerzrezeptoren hat. Das bedeutet, dass man oft nichts merkt, solange der Tumor klein bleibt und keinen Druck auf andere Organe ausübt.

Zudem sind die frühen Symptome wie Husten oder Kurzatmigkeit oft unspezifisch und wirken harmlos. Viele Menschen denken an eine erkältungsbedingte Verschleppung, Raucherhusten oder Asthma. Sogar Ärzte neigen dazu, solche Beschwerden bei Rauchern zunächst den „üblichen Verdächtigen" zuzuschreiben.

Ein weiterer wichtiger Punkt ist, dass es im Gegensatz zu anderen Krebsarten, wie beispielsweise Darmkrebs, kein flächendeckendes Früherkennungsprogramm für Lungenkrebs gibt. Regelmäßige CT-Scans zur Vorsorge werden in der Regel nur für Hochrisikopatienten, wie langjährige starke Raucher, durchgeführt.

Die Weg zur richtigen Diagnose

Die Diagnose von Lungenkrebs erfolgt in mehreren Schritten, beginnend mit der Bildgebung. Hierbei wird zunächst ein Röntgen-Thorax angefertigt, der größere Tumoren sichtbar machen kann, jedoch in der Genauigkeit begrenzt ist.
Der Goldstandard in der Bildgebung ist das CT der Lunge, insbesondere das Low-Dose-CT, das eine bessere Darstellung der Lunge bietet. Eine weitere wichtige Methode ist das PET-CT, welches das CT mit einer Untersuchung des Stoffwechsels kombiniert und ideal ist, um aktive Tumoren sowie Metastasen zu erkennen.

Im nächsten Schritt werden Gewebeproben (Biopsien) entnommen, um die Diagnose zu bestätigen. Eine häufig verwendete Methode ist die Bronchoskopie, bei der durch eine Lungenspiegelung Proben aus dem Tumor entnommen werden. Heutzutage erfolgt dies oft durch eine ultraschallgesteuerte Feinnadelbiopsie. Wenn der Tumor in den äußeren Bereichen der Lunge sitzt und schwer per Bronchoskopie zu erreichen ist, kommt die CT-gesteuerte Biopsie zum Einsatz, bei der der Tumor gezielt punktiert wird. Für Proben aus dem Brustraum wird häufig eine Thorakoskopie eingesetzt, eine minimalinvasive Methode.

Ein weiterer wichtiger Schritt in der Diagnostik ist das Staging, also die Ausbreitungsdiagnostik. Dabei werden Methoden wie MRT, CT und Ultraschall verwendet, um festzustellen, wie groß der Tumor ist (T), ob Lymphknoten betroffen sind (N) und ob es Metastasen gibt (M). Die Ergebnisse werden im TNM-System zusammengefasst, das das Stadium des Lungenkrebses von I (früh) bis IV (sehr fortgeschritten) bestimmt. Innerhalb dieser Stadien gibt es zudem Untergruppen, die helfen, die bestmögliche Therapie festzulegen.

Der Immunphänotyp als Schlüssel zur Tumorfindung

Der Immunphänotyp ist wie der Steckbrief des Tumors. Er beschreibt ganz genau, welche Eiweiße (Proteine) auf der Oberfläche der Krebszellen sitzen und wie diese Zellen mit dem Immunsystem interagieren.

Das Spannende dabei: Mit speziellen Färbetechniken – so was wie ein molekularer Leuchtstift – kann man diese Oberflächeneiweiße sichtbar machen. Und so erkennen die Pathologen zum Beispiel, ob es sich um ein nicht-kleinzelliges Karzinom (NSCLC) oder ein kleinzelliges Karzinom (SCLC) handelt. Denn die brauchen unterschiedliche Behandlungen.

Die molekularpathologische Untersuchung

Bei der molekularpathologischen Untersuchung wird es noch genauer: Hier schauen Wissenschaftler nicht nur auf die Oberfläche der Krebszellen, sondern untersuchen das Erbgut der Zellen – also deren innerste Struktur. Dabei wird das genetische Profil des Tumors analysiert. Es wird nach spezifischen Veränderungen (Mutationen) in bestimmten Genen wie EGFR, ALK oder KRAS gesucht.

Warum ist das wichtig? Weil bestimmte Mutationen darauf hinweisen, dass der Tumor besonders gut auf gezielte Therapien anspricht. Anstatt den gesamten Körper mit Chemotherapie zu belasten, können Ärzte dann einen speziellen Wirkstoff einsetzen, der direkt die Stelle im Tumor angreift, die nicht richtig funktioniert. So wird die Behandlung viel gezielter und schonender.

Möglichkeiten der Therapie

Die folgenden Erklärungen streifen natürlich nur die Oberfläche und gehen nicht in die Tiefe. Sonst müsste ich bei Ihnen einen Facharzt der Onkologie voraussetzen. Aber Sie werden nach dem Kapitel einen guten Überblick haben, wie die Krebstherapie im Allgemeinen erfolgt und was die modernen Therapien können.

In den frühen Stadien I und II erfolgt in der Regel eine Operation, bei der der Tumor vollständig entfernt wird. Um sicherzustellen, dass keine Krebszellen im Körper verbleiben, kann eine adjuvante Chemotherapie durchgeführt werden. Diese Therapie kann entweder vor der Operation (neoadjuvant) oder nach der Operation erfolgen. Das Hauptziel ist die vollständige Ausheilung, wobei die adjuvante Therapie eine unterstützende Maßnahme darstellt, um das Risiko eines Rückfalls zu minimieren. In diesen frühen Stadien besteht die Möglichkeit einer vollständigen Genesung.

Bei lokalen fortgeschrittenen Tumoren im Stadium III kommen Kombinationstherapien zum Einsatz. Hier kann es zu einer Kombination von Operation, Bestrahlung und Chemotherapie kommen, insbesondere wenn der Tumor lokal begrenzt ist. Sollte eine Operation nicht möglich sein, wird häufig eine Radio-Chemotherapie angewandt. Das Stadium III wird zudem in verschiedene Unterstadien unterteilt, wobei eine komplette Heilung in der Regel nur im Stadium IIIa noch möglich ist.

In fortgeschrittenen oder metastasierten Stadien (Stadium IV) wird auf systemische Therapien zurückgegriffen. Hierzu gehört die Immuntherapie, bei der die „Bremsen" des Immunsystems gelöst werden, sodass der Körper den Krebs angreifen kann. Zudem können gezielte Therapien eingesetzt werden, wenn bestimmte Mutationen wie EGFR, ALK oder ROS1 vorhanden sind. Diese hochspezifischen Medikamente helfen, den Tumor unter Kontrolle zu halten. Auch in diesem späten Stadium steht die Lebensqualität im Vordergrund und dank moderner Therapien können viele Patienten noch Jahre mit ihrer Erkrankung leben.

Was bedeutet individualisierte Tumortherapie?

Früher haben wir Lungenkrebs nach groben Kategorien behandelt – zum Beispiel mit Chemotherapie oder Bestrahlung. Heute gehen wir einen Schritt weiter: Wir schauen uns den Tumor auf molekularer Ebene an, sozusagen seine „genetische Handschrift". Denn jeder Tumor ist anders, und genau darauf können wir die Therapie zuschneiden. Das ist der Kern der individualisierten Tumortherapie.

Wie funktioniert die genetische Analyse des Tumors?

Bei der Biopsie entnehmen wir Gewebeproben aus dem Tumor. Diese werden nicht nur mikroskopisch untersucht, sondern auch molekular analysiert. Dabei suchen wir nach Treiber-Mutationen. Das sind Veränderungen im Erbgut der Krebszellen, die den Tumor wachsen lassen. Die Identifikation dieser Mutationen hilft, gezielte Therapien auszuwählen und die Behandlung individuell anzupassen.
Diese Mutationen können sein:

- EGFR-Mutationen (Epidermaler Wachstumsfaktor-Rezeptor)
- ALK-Translokationen (eine genetische Umlagerung)
- ROS1-Genfusionen
- BRAF- oder KRAS-Mutationen

Sie müssen die Namen nicht auswendig lernen. Mir ist nur wichtig, dass Sie die verschiedenen Angriffspunkte kennenlernen. Diese Mutationen sind wie „Schalter", die das Tumorwachstum antreiben. Wenn wir sie gezielt blockieren, können wir den Krebs regelrecht aushungern.

Zielgerichtete Therapien (Targeted Therapy)

Wenn eine solche Treiber-Mutation gefunden wird, gibt es spezielle Medikamente – sogenannte Tyrosinkinase-Inhibitoren (TKIs) –, die genau diese Mutation blockieren. Diese Medikamente docken an den mutierten Schaltern an und blockieren sie. Der Tumor erhält kein Signal mehr, um zu wachsen.

Beispiele für zielgerichtete Medikamente sind:

- EGFR-Mutationen:
  Gefitinib, Erlotinib, Osimertinib
- ALK-Translokationen:
  Crizotinib, Alectinib, Lorlatinib
- ROS1-Genfusionen:
  Entrectinib, Crizotinib

- BRAF-Mutationen:
  Dabrafenib + Trametinib
  (eine Kombinationstherapie)

Immuntherapie – das Immunsystem als Waffe
Die Immuntherapie nutzt das Immunsystem als Waffe im Kampf gegen Tumoren. Manchmal haben Tumoren zwar keine Treiber-Mutationen, aber sie haben Strategien entwickelt, um sich vor dem Immunsystem zu verstecken. Hier kommt die Immuntherapie ins Spiel, insbesondere die sogenannten Checkpoint-Inhibitoren.

Tumoren setzen „Bremsen" auf das Immunsystem, die als Checkpoints bezeichnet werden, wie zum Beispiel PD-1 oder PD-L1. Diese Checkpoints verhindern, dass die körpereigenen Abwehrzellen den Tumor angreifen. Checkpoint-Inhibitoren, wie Pembrolizumab oder Nivolumab, lösen jedoch diese Bremsen und aktivieren die Immunzellen wieder. Dadurch sind die Immunzellen in der Lage, den Tumor anzugreifen und zu bekämpfen.

Die Immuntherapie ist besonders wirksam für Patienten, deren Tumoren eine hohe Anzahl an Mutationen aufweisen oder einen hohen Ausdruck von PD-L1 haben – ein Marker als Indikator für die Wirksamkeit der Therapie. Somit eröffnet die Immuntherapie mit ihren Checkpoint-Inhibitoren neue Perspektiven in der Behandlung von Krebserkrankungen, indem sie das Immunsystem mobilisiert und ihm ermöglicht, effektiver gegen den Tumor vorzugehen.

Kombinationstherapien
In manchen Fällen kombinieren wir die zielgerichteten Therapien oder Immuntherapien mit klassischen Behandlungen wie Chemotherapie oder Bestrahlung. Das hat einen einfachen Grund, Tumoren sind oft schlau und entwickeln Resistenzen gegen eine einzige Therapie. Eine Kombination sorgt dafür, dass der Tumor „keine Chance zum Ausweichen" hat.

Geeignet ist diese Therapie für folgende Patientinnen und Patienten:
Patienten mit Treiber-Mutationen:
Etwa zehn bis 15 % der nicht-kleinzelligen Lungenkarzinome haben EGFR-Mutationen, besonders häufig bei Nichtrauchern. ALK- oder ROS1-Mutationen sind seltener, treten aber oft bei jüngeren Patienten auf.

Patienten ohne Treiber-Mutationen:
Hier kommt meist die Immuntherapie infrage, oft kombiniert mit Chemotherapie.

Patienten mit metastasiertem Lungenkrebs:
In fortgeschrittenen Stadien können diese Therapien das Wachstum des Tumors kontrollieren und die Lebensqualität verbessern.

Prävention und Früherkennung

Jährlich erkranken in Deutschland rund 57 500 Menschen an Lungenkrebs. Früherkennung kann die Behandlungschancen erheblich verbessern und Leben retten. Mit der neuen Verordnung wird ein wichtiger Schritt getan, um Risikopatienten frühzeitig zu diagnostizieren und zu behandeln. Seit dem 1. Juli 2024 ist in Deutschland nämlich die sogenannte „Verordnung über die Zulässigkeit der Anwendung der Niedrigdosis-Computertomographie zur Früherkennung von Lungenkrebs bei rauchenden Personen" in Kraft. Das Screening richtet sich an starke Raucherinnen und Raucher im Alter von 50 bis 75 Jahren, auch wenn sie keine Symptome haben. Ziel ist es, Lungenkrebs mithilfe einer Niedrigdosis-Computertomografie so früh wie möglich zu erkennen und somit die Heilungschancen zu erhöhen. Das Risiko an Lungenkrebs zu erkranken oder die Chance auf Heilung lässt sich auch mithilfe folgender Aspekte beeinflussen.

RAUCHSTOPP:

Rauchen aufzugeben ist das Beste, was Sie für Ihre Lunge tun können.
Auch nach Jahren des Rauchens sinkt das Risiko mit jeder rauchfreien Woche.

SYMPTOME ERNST NEHMEN:

Husten, der länger als 8 Wochen anhält, sollte immer abgeklärt werden. In den meisten Fällen steckt eine harmlose Erkrankung dahinter, die gut therapiert werden kann. Was können Sie tun? Eine ganze Menge! Sie haben auch bei einer Krebserkrankung die Möglichkeit, eigenständig die Genesung zu beschleunigen und das Risiko eines Rückfalls so gering wie möglich zu halten.

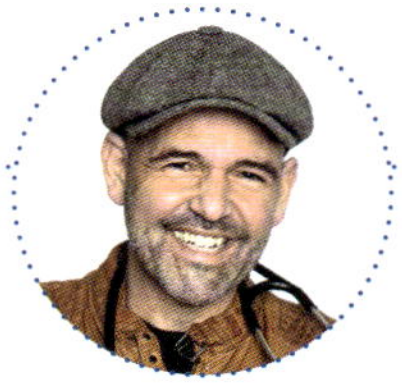

DOC ESSERS FAZIT

Die individualisierte Tumortherapie bietet eine Reihe von Vorteilen, die die Behandlung von Krebserkrankungen revolutioniert Wesentlich ist die präzise und gezielte Behandlung. Anstatt den gesamten Körper mit einer Chemotherapie zu belasten, wird der Tumor direkt angegriffen, was dazu beiträgt, gesunde Zellen zu schonen.

Ein weiterer signifikanter Vorteil ist die Verbesserung der Lebensqualität. Da diese modernen Therapien in der Regel weniger Nebenwirkungen verursachen als klassische Chemotherapien, erleben die Patienten oft ein besseres Wohlbefinden.

Zusätzlich ermöglicht die individualisierte Therapie eine längere Überlebenszeit für Patienten mit Treiber-Mutationen. Dank gezielter Therapien haben Betroffene die Möglichkeit, viele Jahre mit ihrer Erkrankung zu leben.
Ein weiterer positiver Aspekt ist die neue Hoffnung, die sie bei Resistenzen bietet. Wenn ein Tumor gegen eine Therapie resistent wird, können neue Medikamente eingesetzt werden, die speziell entwickelt wurden, um diese Resistenzen zu überwinden. Die individualisierte Tumortherapie bietet also eine vielversprechende Perspektive für Patientinnen und Patienten.

Sarkoidose – sehr selten und oft zu spät erkannt

Ich erinnere mich an einen Patienten, der mehrere Hundert Kilometer gereist war, um sich von mir als Pneumologen untersuchen zu lassen. Er klagte über zunehmende Leistungsunfähigkeit und kein Arzt in seiner Nähe hatte eine klare Ursache gefunden. Leider hatte der knapp 50-Jährige über Jahre hinweg wenig Eigeninitiative gezeigt, um einen Grund für seine immer stärker werdende Atemnot zu finden, bis letztlich seine Tochter ihn zu mir brachte.

Nach einer gründlichen Anamnese schilderte er anhaltende Erschöpfung und Atemprobleme, insbesondere bei körperlicher Anstrengung. Da solche Symptome oft auf Herzprobleme hindeuten, untersuchte ich das kardiologische Bild genau. Ich führte eine Echokardiografie und eine dynamische Stressechokardiografie durch, bei der der Patient auf einem Ergometer trainierte, während ich sein Herz per Ultraschall überwachte.

Das Ergebnis war eindeutig: Sein Herz war kerngesund, ohne strukturelle Auffälligkeiten oder belastungsbedingte Einschränkungen. Dennoch fiel die Sauerstoffsättigung bereits bei leichter Belastung und die Atemfrequenz war stark erhöht. Daher richtete sich mein Fokus auf die Lunge, da chronische Einschränkungen auch hier die Leistungsfähigkeit beeinträchtigen können.

Die Lunge im Fokus: Verdachtsdiagnose

Nach einem ausführlichen Gespräch über die Krankengeschichte und mögliche Risikofaktoren ordnete ich eine Computertomografie (CT) der Lunge an – ein unverzichtbares Werkzeug, um strukturelle Auffälligkeiten im Lungengewebe und den umliegenden Lymphknoten zu erkennen.

Das Ergebnis? Schockierend – selbst für einen mittelalten Hasen wie mich! Die Bilder zeigten eine stark veränderte Lunge: Nur noch etwa 25 % der ursprünglichen Funktion waren erhalten. Auffällig war eine ausgeprägte Lymphadenopathie (vergrößerte Lymphknoten) und eine beginnende Lungenfibrose – also eine narbige Verhärtung des Lungengewebes. Diese Veränderungen waren so massiv, dass ich mir sicher war: Hier handelt es sich um mehr als nur eine harmlose Entzündung.

Die Diagnose, die ich schließlich stellte, war Sarkoidose – eine seltene Erkrankung, die oft spät oder gar nicht erkannt wird, weil sie im Anfangsstadium so unspezifisch ist.

Was genau ist Sarkoidose?

Sarkoidose ist eine chronische Multisystemerkrankung, bei der sich in verschiedenen Organen entzündliche Knötchen bilden, sogenannte Granulome. Diese Granulome können theoretisch jedes Organ befallen, doch in etwa 90 % der Fälle ist die Lunge betroffen. Die genaue Ursache der Sarkoidose ist bis heute unklar. Forscher gehen jedoch davon aus, dass mehrere Faktoren eine Rolle spielen:

1. Genetische Prädisposition: Bestimmte Gene erhöhen die Wahrscheinlichkeit, an Sarkoidose zu erkranken.

2. Immunsystem: Eine überschießende Immunreaktion scheint die Bildung der Granulome auszulösen.

3. Umweltfaktoren: Infektionen oder Umwelteinflüsse könnten als Auslöser fungieren, insbesondere bei genetisch anfälligen Personen.

FORMEN DER SARKOIDOSE

Es gibt zwei Hauptformen der Erkrankung:

- **Akute Sarkoidose (Löfgren-Syndrom):** Diese Variante zeigt sich typischerweise durch eine Kombination aus Sprunggelenksarthritis, einem Erythema nodosum (schmerzhafte, rötliche Hautknoten) und vergrößerten Lymphknoten in der Lunge. Die akute Form verläuft in der Regel gutartig und heilt häufig von selbst aus.
- **Chronische Sarkoidose:** Sie verläuft oft schleichend und symptomarm. Viele Betroffene wissen über Jahre nichts von ihrer Erkrankung. Symptome wie Reizhusten, Luftnot oder Brustschmerzen treten erst auf, wenn die Erkrankung bereits fortgeschritten ist. Granulome können in nahezu allen Organen auftreten: Augen, Haut, Leber, Herz, Nervensystem oder sogar Knochen.

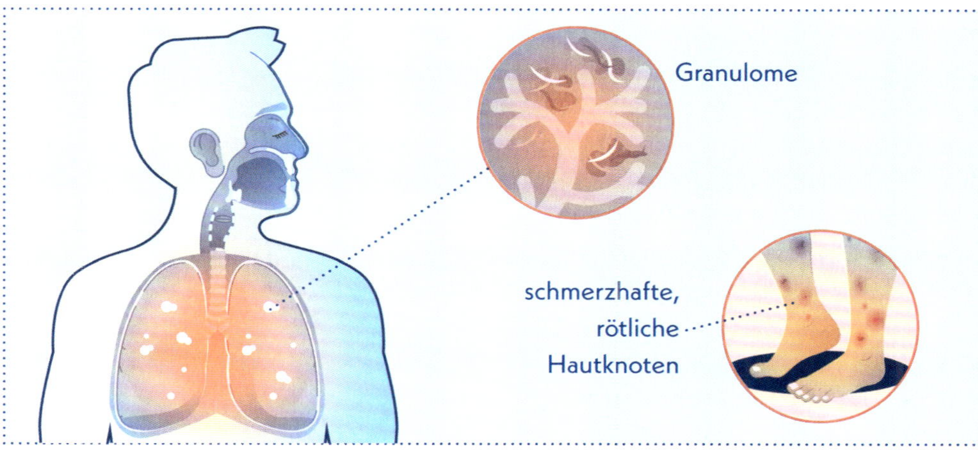

Diagnose: Ausschluss anderer Ursachen

Die Diagnose der Sarkoidose ist herausfordernd und erfordert den Ausschluss anderer Ursachen für Granulome, wie Tuberkulose oder Tumoren.

Die Diagnostik umfasst:

- Bildgebung: CT oder Röntgen zeigen typische Befunde wie vergrößerte Lymphknoten oder Lungenfibrose.
- Blutuntersuchungen: Erhöhte ACE- oder Calciumwerte können auf Sarkoidose hindeuten, wobei die Aussagekraft des ACE-Werts umstritten ist. Histologie: Eine Biopsie ist entscheidend, um Granulome mikroskopisch nachzuweisen. Diese erfolgt oft während einer Bronchoskopie mit endoskopischem Ultraschall (EBUS) zur präzisen Gewebeentnahme aus Lymphknoten.

Therapie: Wann und wie wird behandelt?

Die Behandlung richtet sich nach dem Schweregrad der Erkrankung. Bei leichter Sarkoidose kann eine Beobachtung ausreichend sein. Bei schweren oder fortschreitenden Verläufen sind folgende Therapien notwendig:

Symptomatische Behandlung
Bei leichten Schmerzen oder Entzündungen können nichtsteroidale Antirheumatika (NSAIDs) wie Ibuprofen helfen. Diese Medikamente lindern Entzündungen, Schmerzen und Schwellungen, ohne Steroide zu enthalten. Beispiele sind Ibuprofen (Advil, Nurofen) und Aspirin.

Kortikosteroide
Bei schwerer Sarkoidose ist Prednisolon die Standardtherapie. Die Behandlung beginnt mit 20 bis 40 mg täglich und wird über 6 bis 12 Monate schrittweise verringert. Voraussetzung dafür ist eine klare Verschlechterung der Lungenfunktion oder die Beteiligung wichtiger Organe.

Immunsuppressiva
Wenn Kortikosteroide nicht ausreichen oder zu viele Nebenwirkungen verursachen, können Medikamente wie beispielsweise Methotrexat oder Azathioprin eingesetzt werden. Diese erfordern eine enge ärztliche Kontrolle. Ziel dabei ist es, die Cortisondosis auf 7,5 mg täglich zu senken.

Biologika
In schweren, therapieresistenten Fällen können TNF-alpha-Blocker wie zum Beispiel Infliximab eingesetzt werden. Diese sollten jedoch nur von erfahrenen Ärztinnen und Ärzten verwendet werden und erst nachdem Herzschwäche, Hepatitis B und aktive Tuberkulose ausgeschlossen wurden.

Die Sarkoidose wird in vier Stufen eingeteilt, und zwar nach dem Röntgenbild vom Brustkorb (siehe Kasten rechts). Also nicht nach den Symptomen, sondern nach dem, was man auf dem Bild sehen kann.

DIE STADIEN DER SARKOIDOSE

Stadium	Diagnose	Symptome/Merkmale
Stadium I – „Die Lymphknoten glühen"	Hier sieht man im Röntgenbild deutlich vergrößerte Lymphknoten im Brustraum, vor allem an den Lungenhili (da, wo die Bronchien und Gefäße in die Lunge reinmarschieren).	• Oft keine oder nur leichte Symptome • In vielen Fällen spontane Rückbildung
Stadium II – „Jetzt mischt auch die Lunge mit"	Die Lymphknoten sind immer noch geschwollen, aber zusätzlich zeigen sich Veränderungen im Lungengewebe. Die Entzündung greift auf die Lunge über. Man sieht sogenannte retikulonoduläre Muster. Es sind feine Knötchen und Linien im Lungenbild zu erkennen.	• Trockener Husten • Luftnot bei Belastung • Abgeschlagenheit
Stacium III – „Die Lunge übernimmt das Kommando"	Die Lunge ist deutlich verändert. Das Röntgenbild zeigt eine eher diffuse Verschattung.	• Trockener Husten, kann auch persistierend sein. • Atemnot • Schmerzen im Brustbereich • Müdigkeit und Erschöpfung
Stadium IV – „Endstation: Vernarbung"	Die Lungenfibrose beginnt, eine bleibende Vernarbung und Zerstörung von Lungengewebe.	• Schwere Atemnot • Leistungsknick • Chronischer Husten

Tuberkulose – der heimliche Rückkehrer

Tuberkulose klingt nach dem 19. Jahrhundert und sanatorischen Behandlungen, doch die Realität ist anders: Die Krankheit ist zurück und bleibt eine ernst zu nehmende Infektionskrankheit, auch in Deutschland. Weltweit trägt etwa ein Viertel der Bevölkerung Tuberkulosebakterien in sich.

Die Tuberkulose wird durch das Bakterium Mycobacterium tuberculosis verursacht, das in der Luft durch winzige Tröpfchenkerne (Aerosole) übertragen wird. Dieses Bakterium wächst extrem langsam, eine Zellteilung kann bis zu 24 Stunden dauern, während sich normale Darmbakterien alle 20 Minuten teilen. Es hat eine wachsartige Zellwand, die es vor dem Immunsystem und vielen Antibiotika schützt. Daher benötigt man spezielle Färbetechniken wie die Ziehl-Neelsen-Färbung, um diese säurefesten Erreger sichtbar zu machen.

Kein Relikt, sondern ein weltweites Problem

Tuberkulose gehört zu den zehn häufigsten Todesursachen weltweit. Jährlich infizieren sich über 10 Millionen Menschen und etwa 1,3 Millionen sterben daran, wobei Resistenzen die Situation verschärfen. Besonders betroffen sind arme Regionen mit schlechter medizinischer Versorgung und hohen HIV-Raten, wie Afrika, Südostasien und Osteuropa. In Deutschland wurden 2023 rund 4500 Fälle gemeldet, doch die Dunkelziffer ist wahrscheinlich höher, da die Symptome oft unspezifisch sind und die Krankheit lange unentdeckt bleibt. Besonders riskant sind Ballungsräume, Gefängnisse, Obdachlosenunterkünfte und Zuwanderer aus Hochendemiegebieten. Eine Impfung ist in Deutschland nicht mehr zugelassen, lediglich für Risikogebiete im Ausland ist sie verfügbar.

Risikofaktoren – wer besonders gefährdet ist

Tuberkulose betrifft nicht jeden gleich; besonders anfällig sind:

- Menschen mit geschwächtem Immunsystem (z. B. bei HIV, Tumorerkrankungen oder nach Organtransplantationen)
- Diabetiker
- Personen mit Alkohol- oder Drogenabhängigkeit
- Obdachlose und Bewohner von Sammelunterkünften
- Gefängnisinsassen
- Kinder und alte Menschen

Auch gesunde Menschen können infiziert werden, insbesondere bei längerer Exposition.

Pathogenese

Tuberkulose beginnt meist in der Lunge, wenn die eingeatmeten Bakterien die Alveolen erreichen und von Fresszellen (Makrophagen) aufgenommen werden. Anstatt zerstört zu werden, überleben die Bakterien und vermehren sich. Das Immunsystem reagiert, indem es Granulome bildet – knötchenartige Entzündungsherde, in denen die Bakterien eingekapselt werden. Diese „Schlafherde" können über Jahre oder Jahrzehnte latent bleiben.

Der Krankheitsverlauf

Die Erkrankung beginnt häufig mit chronischem Husten, gefolgt von Bluthusten. Weitere Symptome sind Fieber, vor allem am Nachmittag, nächtliches Schwitzen und ungewollter Gewichtsverlust.

1. Latente Tuberkulose (LTBI):
Bei dieser Form sind die Erreger im Körper vorhanden, jedoch ist die betroffene Person asymptomatisch und nicht ansteckend. Ungefähr ein Drittel der Weltbevölkerung ist betroffen, wobei das Immunsystem die Bakterien kontrolliert. Bei 5 bis 10 % kann es allerding zu einer Reaktivierung kommen, besonders bei geschwächtem Immunsystem.

2. Primärtuberkulose
Diese tritt unmittelbar nach der Infektion auf, oft bei Kindern oder immungeschwächten Personen. Sie verläuft meist unauffällig, kann aber eine Lungentzündung verursachen. Typisch ist der Primärkomplex, der aus einer Entzündung im Lungengewebe und vergrößerten Lymphknoten besteht. Oft heilt sie spontan ab oder wird latent.

3. Postprimäre oder reaktivierte Tuberkulose
Diese Form entwickelt sich erst Jahre nach der Erstinfektion, wenn das Immunsystem schwach ist. Sie betrifft typischerweise die oberen Lungenlappen und ist zudem hoch ansteckend. In der Folge können sich Hohlräume, sogenannte Kavernen, bilden, die viele Erreger enthalten.

SONDERFORMEN DER TUBERKULOSE

- Miliartuberkulose:
  Die Bakterien streuen über das Blut in viele Organe. Im Röntgenbild sieht man stecknadelkopfgroße Herde – das klassische „Millet Korn"-Muster. Lebensgefährlich!
- Knochen- und Gelenktuberkulose (Morbus Pott):
  Sie befällt die Wirbelkörper. Es besteht die Gefahr von Abszessen oder Lähmungen.
- ZNS-Tuberkulose:
  Diese Form besteht vor allem bei Kindern oder HIV-Patienten – lebensbedrohlich
- Urogenitale Tuberkulose, Darmtuberkulose, Hauttuberkulose – selten, aber möglich.

Diagnose – wie man die TBC erkennt

1. Klinische Hinweise
- Husten länger als drei Wochen?
- Nachtschweiß, Fieber, Gewichtsverlust?
- Aufenthalt in Risikogebieten oder Kontakt zu Erkrankten?

2. Bildgebung
- Röntgen-Thorax: zeigt typische Infiltrate, Kavernen oder verkalkte Lymphknoten.
- CT: liefert detailliertere Bilder, besonders bei unklaren Befunden.

3. Erregernachweis
- Sputum-Untersuchung: das ausgehustete Sekret wird mikroskopisch und kulturell untersucht.
- Mikroskopie (Ziehl-Neelsen): säurefeste Stäbchen sichtbar
- PCR: schneller, sensitiv, erkennt auch tote Bakterien.
- Kultur: Goldstandard, aber langwierig (4–6 Wochen)
- Auch Magensaft, Bronchiallavage oder Gewebeproben können untersucht werden.

4. Immunologische Tests
- IGRA-Test (z. B. Quantiferon): misst die Immunantwort auf TBC-Antigene, erkennt latente Infektionen.
- Tuberkulintest (Mantoux): veraltet, aber in bestimmten Situationen noch verwendet. Dabei wird eine kleine Menge aus abgetöteten Mykobakterien in die Haut des Unterarms gespritzt. Nach 48 bis 72 Stunden wird diese Stelle auf Verhärtungen untersucht. Je größer der Knubbel, desto besser die Immunreaktion. Aber ein positiver Test bedeutet nicht, dass Sie krank sind, sondern nur, dass Ihr Immunsystem schon mal Kontakt mit Mykobakterien hatte.

Therapie – lang, konsequent, aber wirksam

Die Behandlung der Tuberkulose dauert mindestens 6 Monate und besteht aus zwei Phasen:

Initialphase (2 Monate)
Zu Beginn werden vier Antibiotika eingesetzt:
Isoniazid (INH): wirkt gut gegen schnell wachsende Bakterien.
Rifampicin (RMP): ein Hauptmedikament zur Bekämpfung der Tuberkulose.
Pyrazinamid (PZA): wirkt besonders in entzündeten Bereichen der Lunge.
Ethambutol (EMB): dient als Sicherheitsnetz gegen resistente Bakterien.
Diese Medikamente werden täglich eingenommen, um viele Bakterien schnell abzutöten.

Stabilisierungsphase (4 Monate)
In dieser Phase werden meist Isoniazid und Rifampicin eingesetzt, um letzte Bakterien zu bekämpfen und Rückfälle zu verhindern. Ein Abbruch der Therapie kann zu schwer behandelbarer Rückkehr der Tuberkulose führen. Bei Resistenzen dauert die Behandlung länger.

DIE WICHTIGSTEN FAKTEN ZUR THERAPIE

Therapieabbruch, das ist gefährlich	Was passiert, wenn man die Therapie abbricht oder Medikamente vergisst? Dann wird's richtig gefährlich. Denn das Bakterium ist clever – und wenn es merkt, dass da nur halbherzig behandelt wird, kann es sich anpassen. Es entstehen sogenannte resistente Keime, gegen die die üblichen Medikamente nicht mehr wirken. Dann sprechen wir von: • Multiresistenter Tuberkulose (MDR-TB): Resistent gegen Isoniazid und Rifampicin. • Extensiv resistenter Tuberkulose (XDR-TB): Resistent gegen fast alles – ein echter Albtraum. Die Therapie solcher Formen ist länger, toxischer und weniger erfolgversprechend.
Nebenwirkungen – was muss ich im Blick behalten?	Die Medikamente sind wirksam, aber nicht ohne Nebenwirkungen. Dazu gehören: • Leberbelastung durch Rifampicin und Pyrazinamid. • Sehstörungen bei Ethambutol – regelmäßige Augenarztkontrollen sind wichtig. • Nervenschäden durch Isoniazid ohne Vitamin B6. Deshalb sind regelmäßige Blut- und Kontrolluntersuchungen während der Therapie unerlässlich, um Komplikationen zu vermeiden.
Prophylaxe – wie kann man sich schützen?	• Früherkennung ist entscheidend – vor allem bei Menschen mit Risikofaktoren. • Screenings bei Einreise aus Risikogebieten, bei Gefängnisinsassen, Obdachlosen etc. • BCG-Impfung schützt vor schweren Verläufen im Kindesalter – wird in Deutschland aber nicht mehr routinemäßig empfohlen. • Chemoprävention bei latenter TBC: Isoniazid über 6 bis 9 Monate zur Verhinderung der Aktivierung.

Schlafbezogene Atemstörungen – ein unterschätztes Gesundheitsrisiko

Viele Menschen denken, dass schnarchen und Atemaussetzer im Schlaf nicht ernst zu nehmen sind. Doch hinter dieser vermeintlich harmlosen Erscheinung steckt das obstruktive Schlafapnoesyndrom (OSA), ein ernsthaftes Krankheitsbild. Wie ich während meiner Zeit im Schlaflabor lernte, kann unbehandelte Schlafapnoe gravierende Folgen haben, einschließlich erhöhtem Risiko für Bluthochdruck und Herzrhythmusstörungen.

Ein gesunder Schlaf durchläuft vier Phasen: Eine REM-(Rapid Eye Movement)-Phase, in der die meisten Träume stattfinden, und drei Non-REM-Stadien. In der Früh werden die REM-Phasen länger. Puls, Atmung und Blutdruck steigen in dieser Phase an.

Beim obstruktiven Schlafapnoesyndrom entspannt sich die Muskulatur im Rachenbereich zu stark, was die Atemwege teilweise oder vollständig blockieren kann. Besonders anfällig sind Menschen mit anatomischen Besonderheiten oder strukturellen Veränderungen der Atemwegsmuskulatur.

Die Folge: Sauerstoffmangel

Bei Verengung oder Verschluss der Atemwege kann es zu Apnoe (Atemstillstand) oder Hypopnoe (verminderte Atmung) kommen. Beides senkt den Sauerstoffgehalt im Blut und erhöht die Kohlendioxidkonzentration, was Stress im Körper auslöst. Stresshormone werden ausgeschüttet, der Blutdruck steigt und der Körper aktiviert sich selbst, um die Atmung wiederherzustellen.

Diese ständigen Unterbrechungen beeinträchtigen den Schlaf, was zu Tagesmüdigkeit, Konzentrationsproblemen, Kopfschmerzen, Stimmungsschwankungen und sogar Depressionen führen kann.

Diagnose der Schlafapnoe

Die Diagnostik beginnt mit einer gründlichen Anamnese, bei der auch Partnerberichte über lautstarkes Schnarchen wichtig sind. Tagesmüdigkeit und gefährlicher Sekundenschlaf, z. B. beim Autofahren, sind typische Warnsignale.
Zur Abklärung erfolgt eine Polygrafie zu Hause oder eine Polysomnografie im Schlaflabor, bei der der Apnoe-Hypopnoe-Index (AHI) gemessen wird. Dieser Indikator zeigt die Anzahl der Atemaussetzer pro Stunde:
0–5: normal
5–14: leichte Schlafapnoe
15–29: mittelgradige Schlafapnoe
30: schwere Schlafapnoe

Atmung bei Schlafapnoe

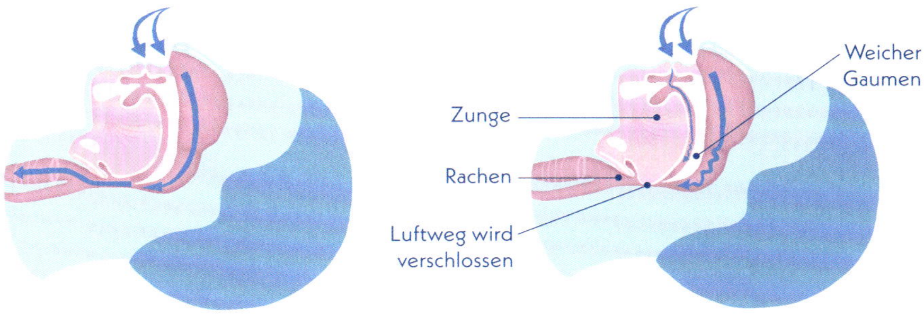

Normale Atmung während des Schlafens

Atmung beim OSA

Auch die Sauerstoffsättigung und Symptome wie ausgeprägte Tagesmüdigkeit sind entscheidend. Betroffene können beim Lesen oder Autofahren einschlafen, was gefährlich ist.

Therapiemöglichkeiten: von Lebensstiländerungen bis Hightech-Lösung

Die gute Nachricht: Schlafapnoe ist behandelbar! Je nach Schweregrad kommen verschiedene Maßnahmen in Betracht.

Lebensstiländerungen:
Gewichtsreduktion: Eine Abnahme von 20 % kann Atemaussetzer um bis zu 50 % reduzieren.
Verzicht auf Alkohol und Nikotin: Beide entspannen die Atemmuskulatur und verschlimmern das Problem.
Schlafrhythmus und Ernährung: Ein geregelter Schlafrhythmus, Vermeidung der Rückenlage sowie leichte Mahlzeiten vor dem Schlafengehen sind hilfreich.

Medizinische Maßnahmen:
CPAP-Therapie: Diese Standardtherapie verwendet eine Maske, die einen leichten Überdruck erzeugt und die Atemwege offen hält, was die Lebensqualität und Gesundheit verbessert.
Unterkieferprotrusionsschiene: Diese Schiene kann bei leichteren Fällen helfen, die Atemwege mechanisch offen zu halten.

Operative Eingriffe und Spezialverfahren:
Bei strukturellen Atemhindernissen können HNO-chirurgische Eingriffe notwendig sein, jedoch sind die Erfolge oft nur kurzzeitig und eine CPAP-Therapie ist unter Umständen weiterhin erforderlich.
Zungenschrittmacher: Diese neue Therapieoption stimuliert den Nervus hypoglossus, um die Zungenmuskulatur zu aktivieren und die Atemwege offen zu halten, und richtet sich an Patienten, die CPAP nicht tolerieren oder bei denen die Therapie nicht wirkt.

COVID-19 – AKTUELLER STAND UND LANGZEITFOLGEN

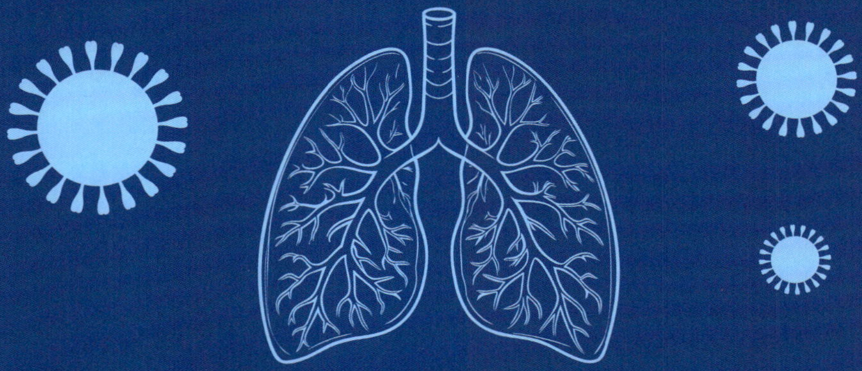

Auch wenn das Thema COVID-19 nicht mehr die Schlagzeilen dominiert, ist das Virus weiterhin präsent und sollte nicht unterschätzt werden. Neben den bekannten humanpathogenen Coronaviren, die meist harmlose Erkältungen verursachen, haben SARS (Schweres Akutes Respiratorisches Syndrom, 2003) und MERS (Middle East Respiratory Syndrome, 2012) bereits gezeigt, wie gefährlich Coronaviren werden können. Mit SARS-CoV-2, dem Erreger der COVID-19-Pandemie, hat sich die Welt jedoch seit Dezember 2019 in einer neuen Dimension wiedergefunden. Ich habe selber über die Pandemie hinweg eine große Station mit Covid-Erkrankten geleitet und bin froh, dass wir diese Zeit hinter uns lassen konnten. Was mir allerdings noch fehlt, ist eine Aufarbeitung. Sowohl politisch, medizinisch als auch gesellschaftlich.

In der Nachschau waren einige Maßnahmen schlichtweg falsch und haben zu einer Verunsicherung und Spaltung der Gesellschaft beigetragen. Ohne den Zeigefinger erheben zu wollen, gilt es jetzt, das zu diskutieren und neu einzuordnen. Damit es vielleicht besser läuft bei der nächsten Pandemie. Die aktuellen (Februar 2025) Virusvarianten, allen voran Omikron mit seinen Untervarianten XEC und KP.3.1.1, sind zwar hoch ansteckend, verursachen jedoch weniger schwere Krankheitsverläufe. Studien zeigen, dass die Hospitalisierungsrate – die Anzahl der Betroffenen, die im Krankenhaus behandelt werden müssen – sowie das Risiko für Beatmung oder gar Tod bei Omikron im Vergleich zur Delta-Variante um 90 % niedriger sind. In Deutschland liegt die Sterblichkeit aktuell bei weniger als 0,1 % – ein beruhigender Wert.

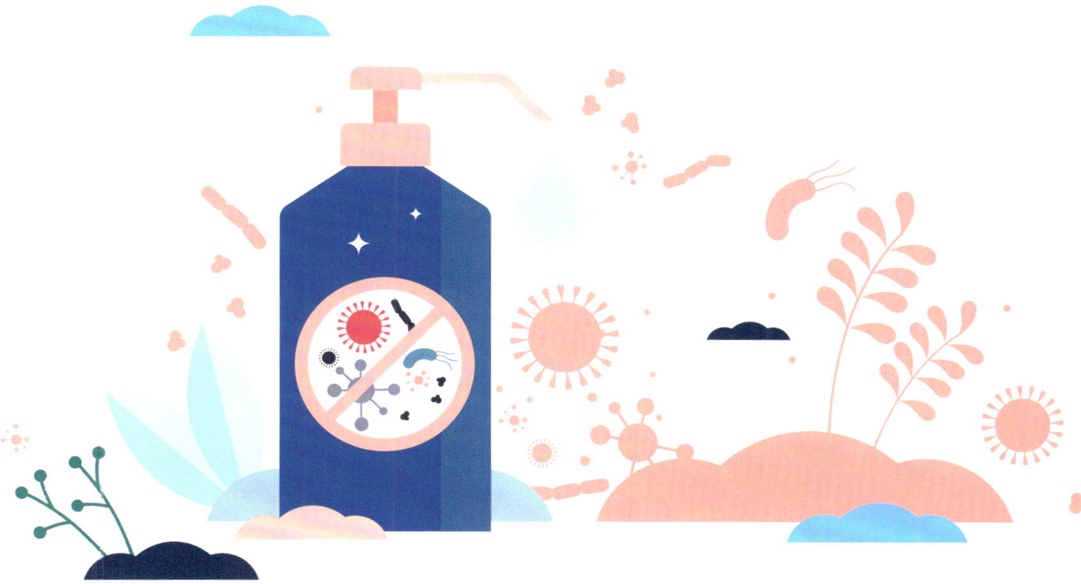

Ansteckung und Übertragung

Die höchste Ansteckungsgefahr besteht kurz vor oder direkt nach Symptombeginn. Zehn Tage nach Symptombeginn nimmt die Infektiosität in der Regel deutlich ab, außer bei schweren Verläufen – hier kann die Ansteckungsgefahr länger bestehen. Das Virus wird vor allem über Tröpfchen und Aerosole übertragen, weshalb Masken, Abstand und regelmäßiges Lüften weiterhin effektiv sind, um das Risiko einer Infektion zu minimieren.

Symptome und Krankheitsverläufe

COVID-19 kann eine breite Palette an Symptomen verursachen, dazu zählen die milden Symptome, wie: Schnupfen, Kopfschmerzen, Müdigkeit, Halsschmerzen und Niesen. Aber auch der Darm kann ordentlich durcheinandergeraten. Darüber hinaus spricht man von moderaten Symptomen wie: Fieber und Husten (bei etwa jedem zweiten Patienten), gelegentlich begleitet von Geschmacks- und Geruchsverlust (ca. 13 % der Fälle).

Bei schweren Verläufen kann es zu einer viralen Lungenentzündung kommen. Damit man diese von einer klassischen Lungenentzündung unterscheiden kann, die durch Bakterien verursacht wird, kann eine Computertomografie hilfreich sein. Die Lunge zeigt dann ein typisches „Milchglasmuster" im CT. Dadurch kann der Sauerstoffaustausch erschwert sein und sich eine Sauerstoffunterversorgung entwickeln. Besonders problematisch ist, dass diese Sauerstoffunterversorgung oft unbemerkt bleibt, da sie zunächst nicht zwingend mit Atemnot einhergeht.

Etwa 80 % der Fälle verlaufen mild bis moderat, ohne schwere Lungenschädigung. Ein schwerer Verlauf tritt auf, wenn Patienten Fieber, eine Lungenentzündung und eine erhöhte Atemfrequenz (mehr als 30 Atemzüge pro Minute) entwickeln.

Diagnose: PCR bleibt der Goldstandard
Der PCR-Test bleibt die sicherste Methode zur Bestätigung einer Infektion. Ein negativer Test schließt eine Erkrankung allerdings nicht immer sicher aus.

Der sogenannte Ct-Wert (Cycle Threshold) gibt die Anzahl der PCR-Messzyklen an, die nötig sind, um das Virus nachzuweisen. Ein hoher Ct-Wert (> 30) bedeutet eine niedrige Viruslast, während ein niedriger Ct-Wert eine hohe Viruskonzentration im Körper anzeigt.

Therapie von COVID-19

Die Behandlung von COVID-19 hängt entscheidend von der Schwere der Erkrankung, dem Zeitpunkt der Diagnosestellung und den Risikofaktoren des Patienten ab. Dabei unterscheidet man zwischen symptomatischer, unterstützender und spezifischer Therapie. Die folgenden Therapiebeschreibungen sind sehr komplex, bitte erschrecken Sie nicht davor. Es ist mir wichtig, dass Sie die zahlreichen Möglichkeiten im Bedarfsfall nachlesen können und es Ihnen die Sorge nimmt, es gebe keine Heilung. Diese so schwere Erkrankung, die uns eine lange Zeit außer Gefecht gesetzt hat, ist keine Unbekannte mehr.

1. Allgemeine, unterstützende Therapie
Bei Patienten mit milden oder asymptomatischen Verläufen stehen in der Regel allgemeine, unterstützende Maßnahmen im Vordergrund. Zu diesen gehört vor allem Ruhe und Isolation, um den Körper zu schonen und eine weitere Ausbreitung des Virus zu verhindern. Bei Bedarf kann Fieber mit Paracetamol oder Ibuprofen gesenkt werden. Eine ausreichende Flüssigkeitszufuhr ist ebenfalls wichtig, da sie den Kreislauf unterstützt und ebenfalls bei Fieber hilft. Zudem spielt eine ausgewogene Ernährung eine wesentliche Rolle, da sie die Immunabwehr stärkt.

Bei moderaten Verläufen, die mit einer Lungenbeteiligung einhergehen, kann es notwendig sein, zusätzlich Sauerstoff über eine Nasenbrille oder Maske bereitzustellen, um eine Unterversorgung des Gewebes zu verhindern.

2. Antivirale Therapie
Die antivirale Therapie richtet sich speziell gegen die Vermehrung von SARS-CoV-2 und wird vor allem bei Risikopatienten mit erhöhtem Risiko für schwere Verläufe eingesetzt. Hier ist der zeitliche Aspekt entscheidend: Die Behandlung ist vor allem in der Frühphase der Erkrankung (5 bis 7 Tage nach Symptombeginn) wirksam, wenn das Virus sich aktiv vermehrt. Zudem ist zu erwähnen, dass das Nebenwirkungsprofil deutlich ausgeprägter ist, sodass der Einsatz dieser Medikamente nur bei den Patienten erfolgen sollte, bei denen ein schwerer Verlauf zu erwarten ist.

a) Paxlovid (Nirmatrelvir/ Ritonavir):	• Wirkmechanismus: Paxlovid blockiert ein virales Enzym (3CL-Protease), das das Virus für seine Vermehrung benötigt. • Anwendung: Es wird oral eingenommen und ist für Patienten mit milden bis moderaten Symptomen gedacht, die ein erhöhtes Risiko für einen schweren Verlauf haben (z. B. ältere Menschen, Patienten mit chronischen Erkrankungen). • Vorteile: Studien zeigen eine deutliche Reduktion des Risikos für Hospitalisierung und Tod. • Einschränkungen: Paxlovid sollte möglichst früh eingesetzt werden und ist bei Patienten mit schwerer Nieren- oder Leberinsuffizienz kontraindiziert. Wechselwirkungen mit anderen Medikamenten müssen vorab sorgfältig geprüft werden.
b) Remdesivir:	• Wirkmechanismus: Remdesivir ist ein antivirales Medikament, das die RNA-abhängige RNA-Polymerase des Virus hemmt und so die Virusvermehrung blockiert. • Anwendung: Es wird intravenös verabreicht, typischerweise über drei Tage. Es ist besonders bei hospitalisierten Patienten ohne invasive Beatmung wirksam. • Vorteile: Eine frühzeitige Gabe kann den Krankheitsverlauf verkürzen und das Risiko für schwere Verläufe senken. • Einschränkungen: Remdesivir erfordert eine stationäre Behandlung und ist nur in der Frühphase wirksam.
c) Molnupiravir:	• Wirkmechanismus: Dieses orale Medikament führt zu Mutationen in der Virus-RNA und unterbricht so die Vermehrung des Virus. • Einsatz: Es kommt bei Risikopatienten mit leichten bis moderaten Symptomen infrage, wenn andere Optionen nicht verfügbar oder geeignet sind. • Einschränkungen: Molnupiravir ist weniger effektiv als Paxlovid oder Remdesivir und wird daher seltener eingesetzt.

3. Immunsuppressive und immunmodulatorische Therapie

Zu Beginn der Pandemie hätten wir Ärzte nie gedacht, dass Cortison so erfolgreich bei schwer kranken Covid-19-Patientinnen und Patienten eingesetzt werden könnte. Zuvor war der Einsatz von Cortison umstritten, da er bei der Influenza in einigen Fällen zu einer Verschlechterung führte.

Mittlerweile ist klar, dass bei schweren Covid-19-Verläufen, insbesondere bei Patienten mit Lungenentzündungen oder Atemnot, der Fokus auf der Kontrolle übermäßiger Immunreaktionen liegt.

Dexamethason, ein Cortisonpräparat, wird eingesetzt, um die entzündliche Reaktion zu reduzieren, und ist besonders hilfreich bei Patienten mit erhöhtem Sauerstoffbedarf oder invasiver Beatmung. Diese Therapie senkt signifikant das Risiko für Tod und schwere Komplikationen.

Ein weiteres wichtiges Mittel ist das Medikament Tocilizumab, ein Antikörper, der den Interleukin-6-Rezeptor blockiert, was entscheidend für die Entzündungsreaktion ist. Tocilizumab wird bei Patienten mit schwerer Entzündung oder drohendem Organversagen eingesetzt, oft in Kombination mit Dexamethason. Es ist jedoch wichtig zu beachten, dass Tocilizumab nur in speziellen Fällen indiziert ist, insbesondere bei der Gefahr eines Zytokinsturms, einer gefährlichen Immunreaktion, die schnell lebensbedrohlich werden kann.

4. Thromboseprophylaxe und Behandlung von Komplikationen

COVID-19 erhöht das Risiko für Blutgerinnsel und Thrombosen. Deshalb ist eine Thromboseprophylaxe mit Heparin bei hospitalisierten Patienten essenziell. Bei bestehender Thrombose oder Lungenembolie werden therapeutische Antikoagulantien eingesetzt.

Abzuraten ist allerdings von einer Thromboseprophylaxe bei einer Covid-Infektion, die in den eigenen vier Wänden auskuriert werden kann.

5. Antibiotika: Nur bei bakterieller Superinfektion

Antibiotika sind nur sinnvoll, wenn eine sekundäre bakterielle Infektion nachgewiesen wurde. Andernfalls haben sie keinen Nutzen gegen SARS-CoV-2, da es sich um ein Virus handelt! Und bitte drängen Sie Ihren Arzt auch nicht zu einer „prophylaktischen" Therapie! Antibiotika sind ein Segen für die Menschheit, sollten aber nur bei bakteriellen Infektionen eingesetzt werden und so kurz wie nötig. Neben der Vernichtung des Eindringlings leidet unser Mikrobiom beispielsweise und braucht danach einige Zeit, bis es wieder seine normale Diversität – Vielfalt an Bakterien – erlangt hat.

Post-COVID – die unterschätzten Langzeitfolgen

Nach meiner ersten Covid-Infektion – schätzungsweise im April 2020 – ging es mir sehr gut. Ich war weder körperlich noch geistig eingeschränkt und arbeitete weiterhin meinen täglichen Pandemiestiefel ab. Einige Monate später bemerkte ich allerdings einen zunehmenden Lufthunger, der unvermittelt auftrat und mich beispielsweise zwang, von jetzt auf gleich das Autofenster runterzukurbeln.

Als Lungenfacharzt habe ich einige Untersuchungen durchgeführt, die jedoch ohne Auffälligkeiten blieben. Formal war ich nicht eingeschränkt durch die Lunge. Zeitgleich kamen jedoch weitere Symptome hinzu – ich hatte Probleme beim Autofahren und konnte Abstände nicht mehr richtig einschätzen und hatte auch das Gefühl, in meinem Sehradius eingeschränkt zu sein – mein Augenarzt konnte aber auch nichts feststellen, formal hatte ich die Augen eines Adlers.

Als dann aber auch noch eine starke Müdigkeit auftrat, war für mich die Ursache klar: Ich war schlichtweg überarbeitet und die Symptome Ausdruck meiner psychischen Erschöpfung. Ein Urlaub würde es schon richten und der stand auch bevor. Allerdings hatte ich mich zu früh gefreut. Die Symptome blieben – und zwar für eineinhalb Jahre. Heute weiß ich , dass es wahrscheinlich ein Post-COVID-Syndrom war. Aber zu einer Zeit, in der dieses Phänomen noch völlig unbekannt war.

Das Post-COVID-Syndrom oder PASC (Post-Acute Sequelae of SARS-CoV-2 Infection) beschreibt anhaltende Beschwerden, die Wochen bis Monate nach der akuten Infektion auftreten können. Studien gehen davon aus, dass 10 bis 20 % der Infizierten an Langzeitfolgen leiden, unabhängig davon, ob die Infektion mild oder schwer verlief.

Ich habe seit mehreren Jahren eine Ermächtigungsambulanz im Bergischen Land für Post-COVID und bin immer wieder über die Leidenswege der zum Teil sehr jungen Menschen erschüttert, insbesondere wenn sie von Kolleginnen und Kollegen nicht ernst genommen und als „Spinner" abgestempelt werden.

Long-/Post-COVID betrifft Millionen von Menschen – und ja, sicherlich sind ein paar Trittbrettfahrer dabei, aber ich kann Ihnen aus eigener Erfahrung sagen: Es handelt sich je nach Symptom und Symptomschwere um eine extrem belastende Erkrankung, die den Alltag erschwert oder sogar unmöglich macht.

Mittlerweile sind über 200 Symptome bekannt, die zu Long-/Post-COVID gezählt werden. Dazu gehören auch Hautveränderungen, Haarausfall, Magen-Darm-Erkrankungen und vieles mehr. Aber der Großteil meiner Patienten ist von den nachfolgenden Symptomen betroffen:

Häufige Symptome bei Post-COVID

- Fatigue: Extreme, oft lähmende Erschöpfung, die sich nicht durch Ruhe verbessert.
- Brain Fog: Konzentrationsprobleme, Gedächtnisstörungen und verminderte geistige Leistungsfähigkeit.
- Atemnot: Häufig auch ohne feststellbare Sauerstoffmangelwerte oder Ventilationsstörungen.
- Schlafstörungen: Schwierigkeiten beim Einschlafen oder Durchschlafen.
- Kardiale Probleme: Herzrasen, Herzstolpern oder sogar Herzmuskelentzündungen.
- Neurologische Beschwerden: Kribbeln, Taubheitsgefühle oder sensorische Störungen.
- Psychische Belastungen: Angstzustände und Depressionen treten nicht selten auf, häufig als Folge der körperlichen Einschränkungen.

Dabei ist die Fatigue in vielen Fällen das, was die Betroffenen zum Teil zwingt, in ihrem Beruf zu pausieren oder ihn ganz aufzugeben. Es kann auch passieren, dass sie körperlich so eingeschränkt sind, dass sie bettlägerig werden oder auf einen Rollstuhl angewiesen sind.

Was ist Fatigue?

Fatigue ist weit mehr als Müdigkeit; es ist eine anhaltende, überwältigende Erschöpfung, die durch Schlaf oder Ruhe nicht verbessert wird. Man fühlt sich körperlich und geistig ausgelaugt und hat Schwierigkeiten im Alltag. Häufig wird eine psychosomatische Erkrankung oder unerkannt gebliebene Depression vermutet. Obwohl einige Patienten eine Depression entwickeln, ist sie nicht die Hauptursache, sollte aber dennoch behandelt werden.

Ziel ist die Akzeptanz der Fatigue. Wer den schlechten Zustand nicht akzeptiert, riskiert „Crushs", die zu tiefgreifenden Erschöpfungen und mehrtägigen Auszeiten führen. Oft können Betroffene an einem Tag noch aktiv sein, erleiden dann aber Tage später einen Crush, der sie aus dem Alltag katapultiert.

Das Erlernen von Pacing ist entscheidend, um das richtige Tempo zu finden und zu entschleunigen. Jeder muss ein individuelles Trainingsprogramm erstellen, was Geduld erfordert. Ein guter Tipp ist das Führen eines Tagebuchs über Aktivitäten, um sich besser einschätzen zu können. Ratschläge wie „Reiß dich zusammen" sind unangebracht und zeugen von Unverständnis.

Ursachen und Mechanismen

Die Ursachen von Post-COVID sind noch unklar, aber es gibt Hinweise auf mehrere Faktoren. Dazu gehören chronische Entzündungsprozesse aufgrund einer Fehlregulation des Immunsystems, die über die Infektion hinaus bestehen bleiben. Zudem spielen Mikrothrombosen, also kleinste Blutgerinnsel, eine Rolle, da sie Organe wie Gehirn und Lunge schädigen können.

Ein weiteres häufiges Phänomen ist die Dysregulation des autonomen Nervensystems, die sich im POTS (Posturales Tachykardiesyndrom) äußert und zu Kreislaufproblemen sowie Herzrasen führt. Selten wird auch eine Viruspersistenz vermutet, bei der Virusreste im Körper verbleiben. Veränderungen der Darmflora und die Reaktivierung von Viren wie dem Epstein-Barr-Virus könnten ebenfalls von Bedeutung sein. Derzeit fehlen spezifische Biomarker für das Post-COVID-Syndrom, was die Diagnostik und Behandlung erschwert.

Diagnostik bei Post-COVID

Leider können sich Betroffene auf einen Ärztemarathon einstellen. Da die Diagnose Post-COVID-Syndrom eine Ausschluss-Diagnose ist, müssen alle anderen möglichen Ursachen (bspw. ein Asthma oder eine Herzmuskelentzündung) durch jeweilige Experten ausgeschlossen werden.

Ein interdisziplinärer Ansatz ist entscheidend. Die folgenden Fachrichtungen sollten einbezogen werden:

- Lungenfachärzte: Zur Abklärung von Atemwegserkrankungen oder Lungenbeteiligung
- Kardiologen: Zur Beurteilung von Herzbeteiligungen
- Neurologen: Zur Abklärung von kognitiven und neurologischen Symptomen
- Psychologen/Psychiater: Zum Ausschluss einer Depression und zur Unterstützung bei psychischen Belastungen
- Schlafmediziner: Für die Behandlung von Schlafstörungen, die bspw. die Fatigue erklären könnten

Therapieansätze bei Post-COVID

Eine spezifische Therapie für Post-COVID existiert derzeit nicht. Obwohl viel geforscht wird, bleiben echte Erfolge aus. Ein individueller und multimodaler Ansatz ist entscheidend:

Akzeptanz

Die Annahme der Erkrankung ist der erste Schritt zur Heilung.

- Priorisierung der Symptome: Betroffene sollten ihre belastendsten Beschwerden in Zusammenarbeit mit ihrem Arzt gezielt angehen.
- Lebensstiloptimierung: Eine gesunde Ernährung, ausreichend Schlaf und moderate Bewegung fördern die körperliche Regeneration.
- Rehabilitation: Spezialisierte Post-COVID-Rehakliniken können helfen, die Belastbarkeit wieder aufzubauen. Allerdings profitieren nicht alle Patienten davon, was oft auf die falsche Klinikwahl oder irreführende Versprechen zurückzuführen ist. Einige Kliniken behaupten,

Post-COVID zu behandeln, obwohl sie nicht entsprechend ausgestattet sind.

- Hyperbare Sauerstofftherapie (HBOT): Diese vielversprechende Methode zeigt Erfolg bei Fatigue, wird jedoch nicht von Krankenkassen übernommen. Ihre Rolle in der akuten COVID-19-Behandlung ist noch unklar, sie könnte aber das Immunsystem stärken und die Gefäßbildung verbessern, was die Sauerstoff- und Nährstoffversorgung der Gewebe optimiert.

Wichtig ist, dass HBOT in medizinischen Druckkammern unter ärztlicher Aufsicht durchgeführt wird, um Sicherheit und Effektivität zu gewährleisten.

Warnung vor unseriösen Therapien
Immer wieder werden dubiose und unwissenschaftliche Heilmethoden angepriesen. Diese können teuer, unwirksam oder sogar gefährlich sein. Bislang gibt es keine singuläre Behandlungsmethode mit nachgewiesenem Effekt bei Post-COVID. Der Fokus sollte immer auf etablierten, evidenzbasierten Ansätzen liegen.

	Tumorbedingte Fatigue (Cancer related Fatigue)
Beschreibung	Tritt häufig bei Krebspatienten auf. Auslöser ist die Erkrankung selbst oder medikamentöse Tumortherapien bzw. Bestrahlung.
Auslöser	Stoffwechselveränderungen durch den Tumor, Entzündungsreaktionen im Körper oder Nebenwirkungen der Behandlung.
Symptome	Körperliche Schwäche, schnelle Erschöpfung, Konzentrationsprobleme, Schlaflosigkeit, aber auch depressive Verstimmungen.
Unterschied	Die Fatigue ist hier eng mit der Krebserkrankung verbunden und bessert sich oft nach Abschluss der Therapie.

ES GIBT DREI FORMEN DER FATIGUE

Chronisches Fatigue-Syndrom (CFS/ME)	Fatigue bei Post-COVID-Syndrom (Long COVID Fatigue)
Das chronische Fatigue-Syndrom (auch „Myalgische Enzephalomyelitis") ist eine eigenständige Erkrankung und sehr komplex.	Nach einer COVID-19-Infektion leiden viele Menschen unter anhaltender Fatigue, die Teil des Post-COVID-Syndroms ist. Diese Form ähnelt in vieler Hinsicht dem chronischen Fatigue-Syndrom, hat aber eine klar erkennbare Ursache:
Oft unbekannt, aber es wird vermutet, dass Infektionen, das Immunsystem oder neurologische Probleme eine Rolle spielen. Auch Stress und Traumata können Einfluss haben.	Die Infektion selbst, eine anhaltende Entzündungsreaktion, Veränderungen im Immunsystem oder Schäden durch das Virus.
Schwerste Erschöpfung, die durch kleinste Aktivitäten verstärkt wird (sogenannte Post-Exertional Malaise), Schlafprobleme, Muskelschmerzen, Konzentrations- und Gedächtnisprobleme („Brain Fog").	Erschöpfung, Leistungsminderung, Atemprobleme, Muskelschmerzen, Konzentrationsprobleme und oft ähnliche Beschwerden wie beim CFS.
Diese Fatigue ist nicht direkt mit einer anderen Krankheit wie Krebs verbunden und kann sich oft über Jahre ziehen. Eine Heilung gibt es bisher nicht und die Behandlung konzentriert sich auf Symptomlinderung.	Hier ist die Fatigue oft direkt auf eine virale Infektion zurückzuführen. Wie bei CFS gibt es jedoch keine spezifische Heilung, sondern nur Strategien zur Verbesserung der Lebensqualität.

BESONDERE LUNGENERKRANKUNGEN

Besondere Lungenerkrankungen umfassen eine breite Palette seltener und häufig komplexer Erkrankungen, die die Atmungsfunktion erheblich beeinträchtigen können. Diese Krankheiten zeichnen sich durch ihre Vielfalt und die oft schwierige Diagnostik aus, da sie sich in Symptomen und Krankheitsverläufen deutlich von häufigeren Lungenerkrankungen unterscheiden. Zu den besonderen Lungenerkrankungen zählen unter anderem die interstitiellen Lungenerkrankungen, die durch eine Entzündung und Vernarbung des Lungengewebes gekennzeichnet sind, die pulmonale Hypertonie, bei der ein erhöhter Blutdruck in den Lungenarterien vorliegt, sowie die zystische Fibrose, eine genetisch bedingte Erkrankung, die zu chronischer Entzündung und Schleimbildung in den Atemwegen führt. Aufgrund ihrer Komplexität und der oft einzigartigen Symptome ist eine frühzeitige und präzise Diagnose entscheidend, um eine gezielte und effektive Behandlung einzuleiten und so die Lebensqualität der Betroffenen zu verbessern.

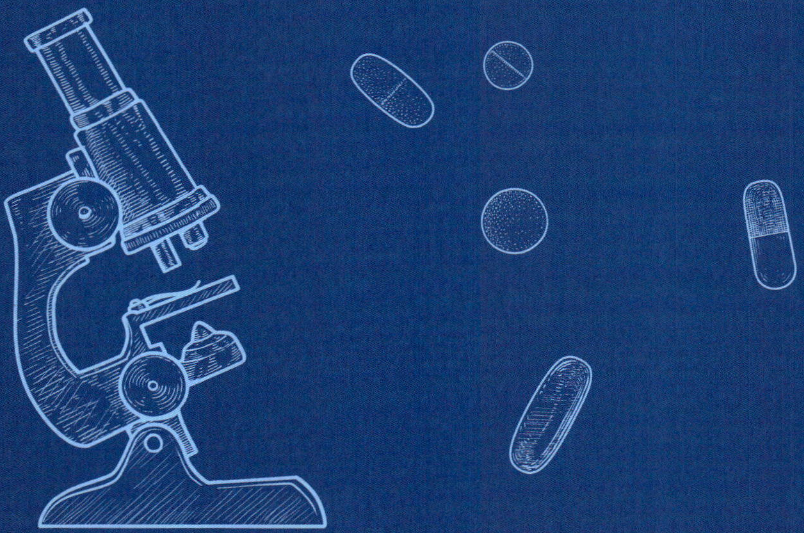

Interstitielle Lungenerkrankungen – komplex, aber wichtig zu verstehen

Interstitielle Lungenerkrankungen – schon der schwierige Name lässt Böses vermuten. Aber keine Angst: wir kämpfen uns gemeinsam durch. Interstitielle Lungenerkrankungen (ILD) umfassen eine große Gruppe von Erkrankungen, die das Lungenparenchym betreffen, also das Gewebe, das für den Gasaustausch in der Lunge zuständig ist. Charakteristisch ist, dass sie das Interstitium, also die feinen Strukturen zwischen den Lungenbläschen und Blutgefäßen, schädigen. Dazu gehören jedoch oft auch die Atemwege sowie die Blut- und Lymphgefäße.

Das Gemeine an diesen Erkrankungen ist, dass viele schleichend verlaufen und eine Heilung nur selten möglich ist. Daher ist ein Verständnis für Ursachen, Symptome und Behandlungsoptionen essenziell, nicht nur für Betroffene, sondern auch für Ärzte und Fachkräfte.

Grundsätzlich teilt man die ILD in drei große Gruppen ein:

1. Erkrankungen mit bekannter Ursache (exogen).
2. Erkrankungen, die durch andere systemische Grunderkrankungen entstehen.
3. Erkrankungen mit unbekannter Ursache, die als idiopathisch bezeichnet werden.

1. Bekannte Auslöser

Beruflich bedingte Stäube:
Pneumokoniosen (Koniose = griechisch für Staubkrankheit)

- Silikose (Quarzstaublunge): Diese Form tritt vor allem bei Bergarbeitern oder anderen Berufen auf, die mit Quarzstaub arbeiten. Die winzigen kristallinen Partikel gelangen tief in die Lunge, wo sie nicht abgebaut werden können. Der Körper versucht, die Partikel durch Immunzellen zu eliminieren, was jedoch zu einer Entzündungsreaktion und schließlich zu einer Fibrose führt.
- Asbestose: Ausgelöst durch Asbestfasern, die früher häufig in Bau- und Dämmmaterialien verwendet wurden. Hier ist das Risiko besonders hoch, weil Asbest neben der Fibrose auch Lungenkrebs verursachen kann (Mesotheliom).
- Aluminium- oder Kohlenstaub: Auch diese Stoffe können die Lunge nachhaltig schädigen.

Organische Stäube:
Exogen-allergische Alveolitis (EAA)
Diese Form der Lungenerkrankung entsteht durch organische Stoffe wie Schimmelpilze, Heustaub oder Vogelfedern. Ein bekanntes Beispiel ist die „Vogelhalter-Lunge" oder die „Farmer-Lunge", die bei

Menschen auftritt, die regelmäßig Kontakt mit Tauben, Hühnern oder Wellensittichen haben oder mit Heu konfrontiert sind. Es scheint eine genetische Veranlagung zu geben, da ja nicht jeder Landwirt oder Taubenzüchter an der EAA erkrankt. Es sind „nur“ 15 %. Dabei kommt es zur Bildung von Antikörpern.

Die Verlaufsform kann sehr akut sein und einer schweren Grippe ähneln, die chronische Form führt leider zu einer Fibrose der Lunge. Dementsprechend ist der erste Schritt die Allergenkarenz – was auch bedeuten kann, dass Sie den Beruf oder Ihr Hobby aufgeben müssen.

Dabei fällt mir ein älterer Herr ein, der bei mir Patient war und im Rahmen seiner Taubenzucht eine EAA entwickelt hatte. Der arme Kerl hatte bereits eine fortgeschrittene Fibrose und auch in Ruhe Atemnot. Neben einer medikamentösen Therapie und Heimsauerstoff habe ich ihm natürlich geraten, seine Tauben aufzugeben. Er aber lächelte nur nachsichtig und sagte mir dann, dass er lieber einen Teil seiner Lebenszeit abgeben würde als seine geliebten Tiere. Eine Haltung, die ich auch gut verstehen kann.

Cortison kann bei akutem Verlauf gegeben werden, dauerhaft scheint es allerdings – nach aktuellem Wissensstand – keine Wirkung zu haben. Bei einer Fibrose wird Nintedanib (Ofev) gegeben, ein Wirkstoff, der zunächst zur Behandlung von bösartigen Tumoren eingesetzt wurde. Bei der Fibrose verlangsamt der Wirkstoff die Narbenbildung und Gewebeversteifung. Leider gibt es zum jetzigen Zeitpunkt noch keine Therapie, die zu einer Heilung führt. Bei nahezu allen Fibrosen kann man nur den Verlauf bremsen und „auf Halten“ spielen.

Infektionen der Lunge
Chronische oder wiederholte Infektionen können ebenfalls zu interstitiellen Schäden führen. Beispiele sind Tuberkulose oder bestimmte Pilzinfektionen.

Medikamente und Toxine
Bestimmte Medikamente, z. B. das Antiarrhythmikum Amiodaron oder Zytostatika (Krebsmedikamente), können als Nebenwirkung das Lungengewebe schädigen. Da Amiodaron ein recht häufig eingesetztes Medikament ist und ich es als Kardiologe selber verschreibe, aber als Pneumologe auch seine furchtbare Wirkung in der Lunge gesehen habe, gehe ich etwas genauer darauf ein:

Amiodaron und die Lunge – was passiert da?
Amiodaron ist ein sehr wirksames Medikament zur Behandlung von Herzrhythmusstörungen, aber es hat leider auch ein paar Nebenwirkungen, die man nicht ignorieren darf – vor allem, wenn es um die Lunge geht. Es kann nämlich eine sogenannte Amiodaron-induzierte Pneumonitis verursachen. Klingt kompliziert, ist es aber nicht unbedingt, wenn man es auseinanderdröselt:

WIE WIRKT AMIODARON AUF DIE LUNGE?

- Amiodaron sammelt sich im Fettgewebe an und die Lunge hat davon reichlich – schließlich hat sie eine große Oberfläche. Wenn das Medikament sich dort ablagert, kann es die Zellen der Lunge reizen.
- Diese Reizung führt dann zu einer Entzündungsreaktion oder im schlimmsten Fall zu einer Lungenfibrose, bei der das Lungengewebe vernarbt. Das Gewebe wird weniger elastisch, die Sauerstoffaufnahme leidet und die Lungenfunktion nimmt ab.

WORAN ERKENNT MAN, DASS DIE LUNGE BETROFFEN IST?

- Husten, der einfach nicht weggeht
- Luftnot bei Anstrengung, die immer schlimmer wird
- Manchmal auch Fieber und allgemeine Abgeschlagenheit
- Schmerzen in der Brust und gelegentliches Keuchen können ebenfalls auftreten.

WER IST GEFÄHRDET?

- Vor allem Menschen, die Amiodaron über einen langen Zeitraum einnehmen oder eine hohe Dosis erhalten
- Patienten über 60 Jahre sind häufiger betroffen, weil die Lunge mit dem Alter ohnehin weniger belastbar wird.

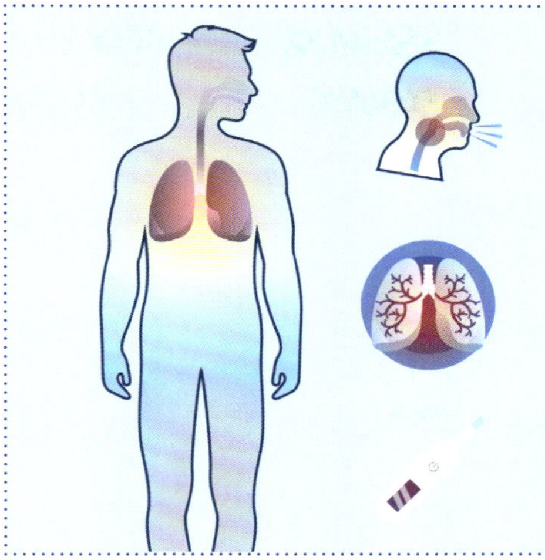

Was kann man dagegen tun?

- Regelmäßige Kontrollen:
  Bei Langzeittherapie mit Amiodaron sollten regelmäßig Lungenfunktionstests und Röntgenaufnahmen gemacht werden, um frühzeitig Veränderungen zu erkennen.
- Symptome ernst nehmen:
  Wenn sie plötzlich Atemnot oder Husten bekommen, nicht lange zögern – ab zum Arzt! Je früher man eingreift, desto besser.
- Amiodaron absetzen:
  In vielen Fällen verbessert sich der Zustand der Lunge, wenn das Medikament rechtzeitig abgesetzt wird. Das muss aber immer die Ärztin oder der Arzt entscheiden, denn der Grund für die Einnahme – die Herzrhythmusstörung – muss auch weiterhin behandelt werden.
- Medikamente gegen die Entzündung:
  Cortison kann helfen, die Entzündungsreaktion in der Lunge zu bremsen und weiteren Schaden zu verhindern.

Möglichkeiten der Selbsthilfe

- Rauchverzicht:
  Rauchen belastet die Lunge zusätzlich, also Finger weg von der Zigarette, wenn Sie Amiodaron nehmen. Und auch wenn Sie kein Amiodaron einnehmen, sollten Sie nicht rauchen.
- Bewegung:
  Bleiben Sie in Bewegung und hören Sie auf Ihren Körper. Wenn Ihnen beim Spaziergang oder leichten Sport die Luft wegbleibt, sofort pausieren und ärztlichen Rat einholen.
- Regelmäßige Arztbesuche:
  Die Dosis von Amiodaron sollte so niedrig wie möglich gehalten werden. Sprechen Sie regelmäßig mit Ihrer Ärztin bzw. Ihrem Arzt, ob es Alternativen oder Anpassungen geben könnte.

Keine Panik, aber Augen auf. Mit einer guten Überwachung und rechtzeitigen Maßnahmen können Sie das Risiko für Lungenschäden durch Amiodaron minimieren.

DIP – was ist das eigentlich?

Die desquamative interstitielle Pneumonie (DIP) ist ebenfalls eine seltene, aber ernst zu nehmende Erkrankung der Lunge, die zu den sogenannten interstitiellen Lungenerkrankungen gehört. Bei diesen Erkrankungen ist das Gewebe zwischen den Lungenbläschen, dem Interstitium, entzündet, was zu Atembeschwerden führt. Die DIP tritt fast ausschließlich bei Rauchern auf und kann durch Rauchstopp deutlich verbessert werden.

Die Ursache von DIP

Eine häufige Ursache der DIP ist das Rauchen, das nicht nur Nikotin, sondern auch Hunderte schädlicher Chemikalien in die Lunge einführt, wodurch diese gereizt wird. Diese Substanzen gelangen in die kleinsten Bereiche der Lunge, die Alveolen, wo der Austausch von Sauerstoff ins Blut erfolgt.

Die Schadstoffe im Rauch führen zu einer chronischen Entzündungsreaktion in der Lunge. Dabei werden Immunzellen, insbesondere sogenannte Makrophagen, aktiviert. Diese Zellen fungieren als „Müllabfuhr" und sind dafür zuständig, Schadstoffe und abgestorbene Zellen zu beseitigen.

Bei Rauchern sammeln sich die Makrophagen in großen Mengen in den Lungenbläschen an und setzen Entzündungsstoffe frei, die das Gewebe zusätzlich schädigen. Die Folge ist, dass das zarte Gewebe um die Lungenbläschen herum in Mitleidenschaft gezogen wird; es können Narben entstehen und die Elastizität des Gewebes nimmt ab, ähnlich wie bei einer Lungenfibrose. Dies beeinträchtigt die Sauerstoffaufnahme und die Lunge wird zunehmend steifer.

Die Symptome

Anzeichen für eine DIP äußern sich häufig durch Atemnot, die anfangs nur bei körperlicher Belastung auftritt und später auch in Ruhe zunehmen kann. Ein chronischer Husten, meist ohne Auswurf, ist ein weiteres typisches Merkmal. Betroffene fühlen sich häufig müde und schwach, was auf den vorhandenen Sauerstoffmangel zurückzuführen ist. In fortgeschrittenen Fällen können zudem Finger- und Zehenveränderungen auftreten, wie zum Beispiel Trommelschlegelfinger (rundliche Verdickungen der Fingerendglieder) oder Uhrglasnägel (übergroße, rundliche, nach außen gewölbte Nägel). Die Kombination dieser Symptome erfordert eine sorgfältige Diagnostik und ein gezieltes Management, um die Lebensqualität der Betroffenen zu verbessern.

Therapiemöglichkeiten

Um gegen die desquamative interstitielle Pneumonie (DIP) vorzugehen, gibt es mehrere wichtige Maßnahmen, die Sie ergreifen können. Der erste und entscheidende Schritt ist der sofortige Rauchstopp. Das Rauchen ist die Hauptursache für die Erkrankung, und obwohl es keine Heilung für die DIP gibt, kann das Fortschreiten der Krankheit gestoppt werden, indem Sie die Ursache beseitigen. Je früher Sie mit dem Rauchen aufhören, desto besser sind die Chancen auf eine teilweise Erholung der Lunge.

Bei ausgeprägter Entzündung können Medikamente hilfreich sein. Kortikosteroide, wie Cortison, sind oft wirksam, um die Entzündung zu bremsen. In schweren Fällen können auch stärkere immunsuppressive Medikamente eingesetzt werden, um das Immunsystem zu dämpfen und die Entzündung einzudämmen.

Zusätzlich kann eine Lungenrehabilitation sinnvoll sein. Durch spezielle Trainingsprogramme wird nicht nur die Atemmuskulatur gestärkt, sondern auch die körperliche Belastbarkeit verbessert, was für die Lebensqualität der Betroffenen von großer Bedeutung ist.

Darüber hinaus sollten regelmäßige Kontrollen der Lungenfunktion erfolgen. Diese engen Überwachungen sind wichtig, um den Verlauf der Erkrankung zu beurteilen und gegebenenfalls die Therapie anzupassen. Durch eine Kombination dieser Maßnahmen können Sie aktiv an der Linderung der Symptome und der Verbesserung Ihrer Lungenfunktion arbeiten.

So können Sie vorbeugen

Aktiv mit dem Rauchen aufhören: Es gibt viele Hilfsmittel wie Nikotinersatztherapien, Medikamente oder Raucherentwöhnungsprogramme (siehe S. 23). Holen Sie sich Unterstützung, wenn nötig!

- Bewegung:
  Leichte Bewegung und Atemübungen können Ihnen helfen, besser mit der Atemnot umzugehen (siehe S. 153).
- Gesunde Ernährung:
  Eine ausgewogene Ernährung unterstützt Ihre allgemeine Gesundheit und hilft Ihnen, besser mit der Erkrankung klarzukommen (siehe S. 114).
- Stress reduzieren:
  Stress kann Atemprobleme verschlimmern. Entspannungstechniken wie Yoga oder Meditation können bei der Bewältigung helfen (siehe S. 155).

2. Systemische Erkrankungen als Ursache

Einige Erkrankungen betreffen nicht nur die Lunge, sondern den ganzen Körper – und können dabei auch das Interstitium der Lunge schädigen. Dazu gehören:

- Sarkoidose:
  Diese Erkrankung ist bekannt für die Bildung von Granulomen (entzündliche Knötchen) in der Lunge und anderen Organen (siehe S. 64–67).
- Rheumatologische Erkrankungen:
  Besonders die rheumatoide Arthritis oder der systemische Lupus erythematodes können die Lunge angreifen.
- Kollagenosen:
  Systemische Bindegewebserkrankungen wie die Sklerodermie führen oft zu Vernarbungen des Lungengewebes.

3. Idiopathische interstitielle Pneumonien (IIP)

Wenn die Ursache unbekannt ist, spricht man von idiopathischen interstitiellen Pneumonien. Diese können weiter unterteilt werden, z. B. in:

- Idiopathische pulmonale Fibrose (IPF):
  Die häufigste und bekannteste Form. Sie betrifft meist ältere Menschen und das Risiko ist bei Rauchern erhöht.
- Akute interstitielle Pneumonie (AIP):
  Hier tritt eine plötzliche, schwere Entzündung des Lungengewebes auf.
- Nicht-spezifische interstitielle Pneumonie (NSIP):
  Eine seltene, aber behandelbare Form.
- Es gibt noch einige weitere (zum Teil sehr seltene) Formen, die den Rahmen dieses Buches jedoch sprengen würden.

Symptome:
Woran erkennt man die Erkrankung?
Die Symptome sind meist unspezifisch, was die Diagnose erschwert.
Typisch sind jedoch:

- Luftnot (Dyspnoe):
  Anfangs nur bei körperlicher Belastung, später auch in Ruhe
- Reizhusten:
  Meist trocken und hartnäckig
- Fieber:
  Besonders bei akuten Verlaufsformen. Dadurch kommt es zu Fehldiagnosen.
- Knistern in der Lunge:
  Ein Geräusch, das bei der Auskultation auffällt und an das Öffnen von Klettverschluss erinnert.
- Trommelschlegelfinger:
  Es kommt zu einer Auftreibung und Verdickung der Endglieder der Finger und das ähnelt Trommelstöcken.
- Uhrglasnägel:
  Es kommt zu einer starken Wölbung der Zehen- und Fingernägel durch ein vermehrtes Wachstum des Bindegewebes.

Diagnostik: Wie stellt man die Diagnose?
Da viele Erkrankungen ähnliche Symptome haben, ist eine gründliche Diagnostik entscheidend. Die wichtigsten Schritte sollten wie folgt sein:

- Anamnese:
  Gibt es berufliche oder private Risikofaktoren wie Staubbelastung, Tierhaltung?

- Labor:
  Entzündungsmarker, rheumatologische Tests oder Antikörper können Hinweise auf eine systemische Ursache geben.
- CT der Lunge:
  Das hochauflösende CT (HRCT) zeigt typische Veränderungen im Lungengewebe.
- Bronchoskopie:
  Mit der bronchoalveolären Lavage (BAL) wird Flüssigkeit aus den Atemwegen entnommen und untersucht.
- Lungenbiopsie:
  In unklaren Fällen wird Gewebe entnommen, um die genaue Diagnose zu stellen.

Die Computertomografie der Lunge ist aus meiner Sicht die wichtigste Untersuchung, da die Fibrosen sich in dieser Bildgebung unterscheiden lassen. Die weiteren Untersuchungen, wie beispielsweise die Lungenspiegelung mit BAL und Biopsie, dienen nur noch zum sicheren Ausschluss anderer Erkrankungen.

Therapie: Was kann man tun?
Leider sind wir Ärzte in der Behandlung recht eingeschränkt, da es zurzeit nur zwei Medikamente gibt, die das Voranschreiten der Fibrose verlangsamen können. Die Behandlung richtet sich nach der Ursache:

Der erste Schritt ist die Vermeidung des Auslösers (z. B. Staub, Allergene, Rauchen).

Der zweite Schritt ist die Gabe der möglichen Wirkstoffe wie Cortison zur Behandlung entzündlicher Prozesse und Antifibrotika, das sind Medikamente wie Pirfenidon oder Nintedanib, die das Fortschreiten einer idiopathischen Lungenfibrose verlangsamen.
Pirfenidon und Nintedanib sind allerdings nur für die idiopathische Lungenfibrose zugelassen. Bei allen anderen Erkrankungen handelt es sich um einen Off-Label-Use – der behandelnde Arzt entscheidet den Einsatz für Sie individuell und Sie müssen zustimmen, dass man Ihnen ausführlich erklärt hat, dass die Medikamente nicht dafür zugelassen wurden. Ich handhabe den Off-Label-Use mit Augenmaß, konnte aber einigen Betroffenen damit Lebenszeit schenken.

Der dritte Schritt ist eine Sauerstofftherapie. Bei fortgeschrittener Erkrankung kommt es oft zu einem stark eingeschränkten Austausch von Sauerstoff und CO_2. Hier ist der Einsatz von Sauerstoff erleichternd und lebensverlängernd.

In schweren Fällen ist die einzige Option die Lungentransplantation.

Prognose: Wie sehen die Chancen aus?
Die Prognose hängt stark von der Ursache und dem Zeitpunkt der Diagnose ab. Akute Formen wie die AIP verlaufen oft schwer, während chronische Formen wie die IPF durch moderne Medikamente verlangsamt werden können. Entscheidend ist die frühzeitige Erkennung und eine konsequente Behandlung.

Die Cor pulmonale und die pulmonale Hypertonie

Es klingt fast wie ein schlechter Witz: Eine Lungenerkrankung kann das Herz krank machen. Leider gibt es das. Das Phänomen nennt man „Cor pulmonale". Dabei handelt es sich um eine Erweiterung der rechten Herzkammer, die durch eine Erkrankung der Lunge verursacht wird. Verursacher ist die pulmonale Hypertonie.

Pulmonale Hypertonie – der Druck steigt!

Fangen wir mit der pulmonalen Hypertonie an. Klingt erst mal sperrig, ist aber schnell erklärt: Es bedeutet, dass der Druck in den Blutgefäßen der Lunge durch eine Erkrankung, beispielsweise die COPD, zu hoch ist. Normalerweise ist der Druck im sogenannten Lungenkreislauf eher niedrig – so um die 15 mmHg im Mittel. Aber bei einer pulmonalen Hypertonie schießt dieser Druck auf über 25 mmHg hoch – und das ist kein Spaß für die rechte Herzhälfte. Warum? Weil die rechte Herzkammer, die das sauerstoffarme Blut in die Lunge pumpt, plötzlich gegen viel mehr Widerstand arbeiten muss.

Patienten mit dieser Drucksteigerung leiden an Luftnot, Kreislaufstörungen, Müdigkeit und eingeschränkter körperlicher Leistungsfähigkeit.

Cor pulmonale – das rechte Herz am Limit

Und jetzt kommt das Cor pulmonale ins Spiel. Das ist sozusagen das Opfer dieser Druckerhöhung. Wenn die rechte Herzhälfte ständig gegen diesen erhöhten Widerstand anarbeiten muss, wird sie irgendwann dicker, träger und mit der Zeit auch schwächer. Das ist das Cor pulmonale: eine Form der Rechtsherzschwäche, die durch eine chronische Lungenerkrankung, zum Beispiel durch COPD oder eben durch eine lang anhaltende pulmonale Hypertonie, verursacht wird.

Cor pulmonale ist eine Folge, ein Endzustand sozusagen – während die pulmonale Hypertonie der Druckanstieg in der Lunge ist, der oft am Anfang der Kette steht.

Die fünf Hauptgruppen der pulmonalen Hypertonie

Natürlich ist auch diese Erkrankung nicht immer gleich, sondern sie lässt sich in fünf Hauptgruppen unterteilen.

Pulmonal arterielle Hypertonie (PAH): Diese Form kann ohne erkennbare Ursache auftreten, wird aber auch häufig durch bestimmte Vorerkrankungen bedingt.

Dazu gehören: Bindegewebserkrankungen wie Sklerodermie oder Lupus, angeborene Herzfehler oder Infektionen wie beispielsweise HIV.

Pulmonale Hypertonie bei Linksherzerkrankungen:
Hier liegt die Ursache im linken Herzen, das das Blut nicht mehr ausreichend weitertransportiert. Dies kann durch Herzschwäche, Klappenfehler oder andere Herzerkrankungen verursacht werden. Die erhöhte Druckbelastung führt zu einer Überlastung der rechten Herzkammer.

Pulmonale Hypertonie bei Lungenerkrankungen:
Diese Form tritt häufig bei chronischen Lungenerkrankungen wie COPD oder Asthma auf. Auch andere Zustände, die den Körper langfristig mit zu wenig Sauerstoff versorgen, können eine Rolle spielen. Die dauerhafte Minderversorgung belastet die Lungengefäße zusätzlich und verschlechtert den Krankheitsverlauf.

Chronisch thromboembolische pulmonale Hypertonie (CTEPH):
Wiederholte Lungenembolien, die die Gefäße der Lunge verengen, können zu dieser Form der Hypertonie führen. Sie ist besonders tückisch, da die Symptome oft erst spät erkannt werden.

Pulmonale Hypertonie unklarer Genese:
Bei einigen Patienten bleibt die Ursache unklar, da sich keine eindeutigen Auslöser identifizieren lassen.

Wie wird die pulmonale Hypertonie diagnostiziert?

Die Diagnostik der pulmonalen Hypertonie erfordert eine Kombination verschiedener Untersuchungen, die in der Regel in einem spezialisierten Zentrum durchgeführt werden.

Zu Beginn wird ein Elektrokardiogramm (EKG) angefertigt, da Veränderungen im EKG Hinweise auf eine Überlastung des rechten Herzens geben können. Es ist jedoch zu beachten, dass solche Veränderungen bei etwa 50 % der Betroffenen entweder nicht vorhanden oder erst spät im Verlauf der Erkrankung zu erkennen sind.

Zusätzlich werden Blutuntersuchungen durchgeführt, bei denen spezifische Marker wie das BNP (Brain Natriuretic Peptide) bestimmt werden. Erhöhte Werte dieses Herzbelastungsmarkers können ein Indiz für eine Belastung des Herzens sein. Eine weitere wichtige Methode zur Diagnostik ist die Echokardiografie. Der Herzultraschall zählt zu den bedeutendsten nicht invasiven Untersuchungen, da erfahrene Untersucher damit den Druck in den Lungenarterien abschätzen und die rechte Herzkammer hinsichtlich ihrer Größe und Funktion beurteilen können.

Zudem kommen Lungenfunktionstests zum Einsatz, die messen, wie gut die Lunge in der Lage ist, Sauerstoff aufzunehmen. Besonders relevant ist hierbei die Bestimmung der Diffusionskapazität, also der Fähigkeit der Lunge, Sauerstoff in den Körperkreislauf abzugeben und Kohlendioxid aufzunehmen. Durch diese umfassenden Untersuchungen kann eine präzise Diagnose der pulmonalen Hypertonie gestellt werden, die für eine zielgerichtete Behandlung entscheidend ist.

Bei Verdacht auf Lungenembolien kann zur Diagnose auch die Perfusions-Ventilations-Szintigrafie eingesetzt werden. Das ist eine Untersuchungsmethode, bei der man erkennen kann, wie gut die Luft- und Blutwege in der Lunge zusammenarbeiten.

Zuerst prüft man die Ventilation. Die Patientin oder der Patient atmet ein schwach radioaktives Gas ein. Über ein bildgebendes Verfahren kann die Ärztin bzw. der Arzt nun sehen, wie gut sich das Gas in der Lunge verteilt.

Schließlich prüft man noch die Perfusion. Hierbei bekommt der Patient eine Injektion mit einer kleinen Menge eines radioaktiven Stoffes in die Vene. Der wandert durch die Blutgefäße der Lunge und man sieht, wo das Blut fließt – oder eben nicht.

Ergebnis: Wenn es Bereiche gibt, wo zwar Luft reinkommt, aber kein Blut hinkommt, deutet das auf verstopfte Gefäße hin (z. B. durch Thromben).

Das invasivste, aber zugleich genaueste Verfahren, um den Druck in den Lungenarterien zu messen und die Diagnose zu bestätigen, ist der Rechtsherzkatheter.

Wie läuft ein Rechtsherzkatheter ab?
Der Rechtsherzkatheter ist ein Verfahren, mit dem der Druck im rechten Herzen und in den Lungenarterien gemessen wird. Somit eignet es sich hervorragend zur Diagnose einer pulmonalen Hypertonie. Das Verfahren beginnt mit der Vorbereitung, bei der der Patient lokal betäubt wird, meist am Handgelenk oder in der Leiste. Es besteht kein Grund zur Sorge, denn der Patient bleibt während des gesamten Prozesses wach, spürt jedoch nur geringe bis gar keine Schmerzen.

Im nächsten Schritt wird ein dünner, flexibler Schlauch, der Katheter, in ein großes Blutgefäß eingeführt und vorsichtig bis ins rechte Herz vorgeschoben. Der Katheter hat die Funktion, den Druck in den verschiedenen Herzkammern und den Lungenarterien zu messen. Gelegentlich spritzt der Arzt ein Kontrastmittel ein, um die Gefäße besser sichtbar zu machen und die Ergebnisse zu präzisieren.

Die gesamte Untersuchung dauert in der Regel nur 30 bis 60 Minuten und häufig kann der Patient danach schon wieder nach Hause, vorausgesetzt, alles verläuft ohne Komplikationen oder unerwartete Schwierigkeiten. Mit dem Rechtsherzkatheter kann genau festgestellt werden, ob eine pulmonale Hypertonie vorliegt, welche Art sie hat und wie stark sie ausgeprägt ist. Diese Informationen sind entscheidend, um die bestmögliche Therapie für den Patienten zu finden und einzuleiten.

Wie wird pulmonale Hypertonie behandelt?
Die Therapie hängt von der Ursache der Erkrankung ab und sollte immer in einem spezialisierten Zentrum erfolgen.

- Behandlung der Grunderkrankung:
  Liegt die pulmonale Hypertonie an einer Erkrankung wie COPD, Asthma oder wiederkehrenden Lungenembolien, muss diese bestmöglich therapiert werden.
- Sauerstofftherapie:
  Viele Patienten profitieren von einer Langzeitsauerstofftherapie. Diese wird eingesetzt, wenn der Sauerstoffgehalt im Blut in Ruhe unter 55 mmHg oder unter Belastung unter 60 mmHg fällt. Sie verbessert nicht nur die Symptome, sondern auch die Überlebenszeit, indem sie den Druck in den Lungenarterien senkt.
- Medikamentöse Therapie:
  Zu hoher Druck in den Lungengefäßen stresst das rechte Herz und kann es am Ende in die Knie zwingen – sprich ins Cor pulmonale. Aber zum Glück gibt's ein paar Wirkstoff-Spezialisten, die mithelfen können, diesen Druck zu senken – und dabei nicht nur die Gefäße, sondern auch den Patienten wieder ein bisschen aufatmen lassen.

Und was ist mit Cor pulmonale?
Wenn das rechte Herz schon geschwächt ist, sieht die Sache etwas anders aus. Dann steht die Behandlung der Grunderkrankung im Fokus. Hier sind Sauerstofftherapie, Bronchodilatatoren, ggf. Diuretika zur Entlastung des Herzens und eine Herzunterstützung gefragt. Medikamente aus der PAH-Therapie helfen hier oft nicht, weil die Ursache woanders liegt.

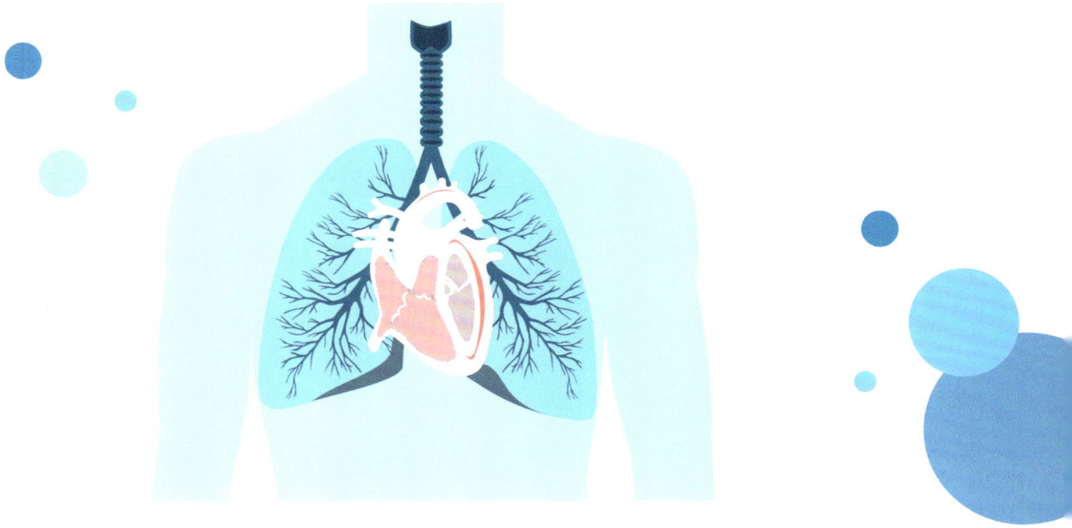

THERAPIEN UNTER DER LUPE

Lungenerkrankungen stellen eine erhebliche gesundheitliche Herausforderung dar. Die Behandlung dieser Erkrankungen erfordert oftmals ein multidisziplinäres Vorgehen, das auf die individuellen Bedürfnisse jeder Patientin und jedes Patienten abgestimmt ist. In diesem Kontext gibt es eine Vielzahl von Therapieansätzen, die darauf abzielen, die Lebensqualität der Betroffenen zu verbessern, Symptome zu lindern und das Fortschreiten der Krankheit zu verlangsamen. In diesem Kapitel möchte ich Ihnen einige gängige Therapien und ihre Wirkungsweise erklären und einige Hilfsmittel vorstellen, die Ihnen das Atmen erleichtern können.

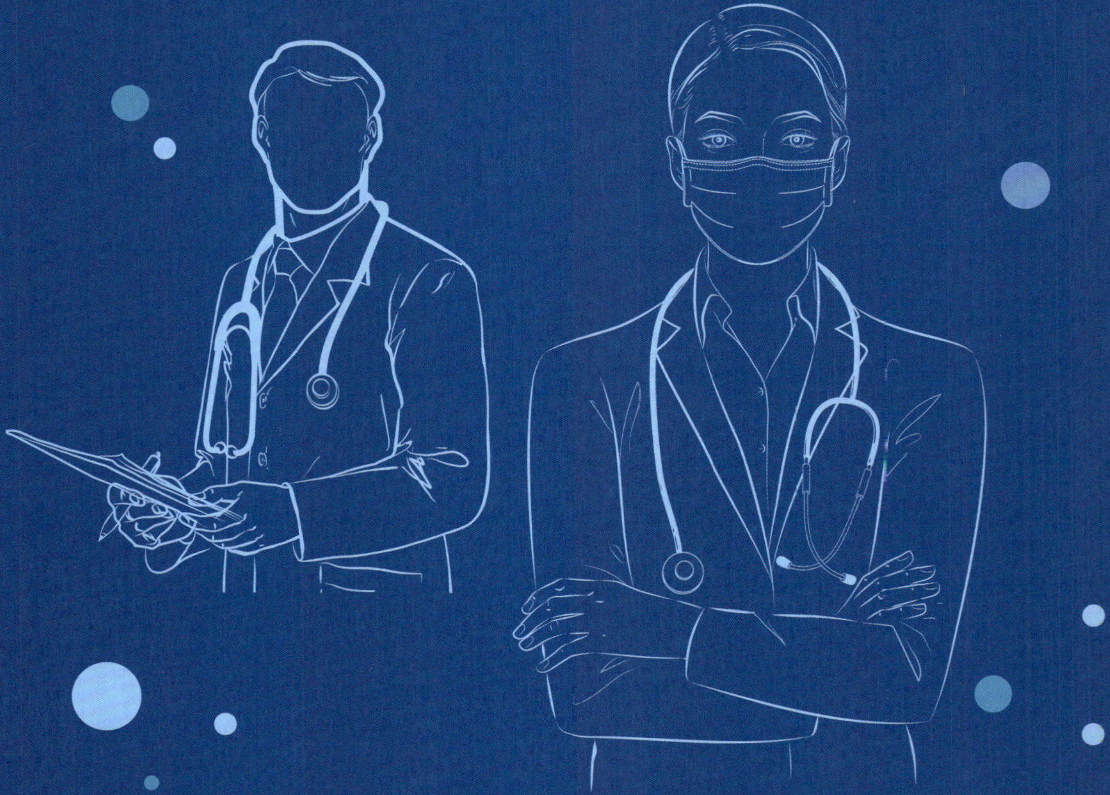

Sauerstofftherapie

Vielleicht haben Sie schon mal jemanden gesehen, der einen kleinen Sauerstofftank hinter sich herzieht und einen Schlauch in der Nase trägt. Diese Menschen sind häufig schwer lungenkrank und benötigen eine sogenannte Langzeitsauerstofftherapie. Das bedeutet, dass sie mindestens 16 Stunden täglich mit zusätzlichem Sauerstoff versorgt werden müssen.

Lebensretter und Lebensverlängerer

Die Langzeitsauerstofftherapie kommt bei Patientinnen und Patienten zum Einsatz, die unter einem chronischen Sauerstoffmangel leiden. Typische Ursachen dafür sind COPD, Lungenemphysem, Lungenfibrose oder wiederkehrende Lungenembolien. Auch Lungenhochdruck (pulmonale Hypertonie) oder schwere chronische Herzinsuffizienz können eine Therapie notwendig machen.

Diese Behandlung rettet Leben! Ein unbehandelter Sauerstoffmangel führt zu starken Alltagseinschränkungen: Man fühlt sich müde, abgeschlagen und wird zunehmend weniger belastbar. Der Mangel beeinträchtigt nicht nur die Lebensqualität, sondern auch den Körper: Das Herz muss mehr arbeiten, um das Blut in die Lungenarterien zu pumpen, was gefährlichen Lungenhochdruck verursachen kann. Die Lungengefäße reagieren darauf mit einer Verdickung ihrer Wände, wodurch die Sauerstoffaufnahme zusätzlich erschwert wird. Der Körper produziert als Reaktion darauf mehr rote Blutkörperchen, um den Mangel auszugleichen. Das klingt gut, ist es aber nicht: Zu viele rote Blutkörperchen verdicken das Blut und das wiederum erhöht das Risiko für Komplikationen wie Thrombosen.

Sauerstoff – die Dosis ist wichtig

Sauerstoff ist in diesem Zusammenhang wie ein Medikament zu betrachten. Nicht zu wenig, aber auch nicht zu viel – die Dosis muss stimmen. Der Arzt misst den Sauerstoffpartialdruck im Blut, den Anteil des Sauerstoffs am Gesamtdruck eines Gasgemisches. Er wird durch eine Blutgasanalyse aus einer Arterie bestimmt und sollte über 75 mmHg liegen. Mehrfach gemessene Werte von 55 mmHg zeigen chronischen Sauerstoffmangel, der mit Sauerstoffgabe behandelt werden muss. Bei Begleiterkrankungen wie Herzproblemen darf er bei 60 mmHg liegen. Nach Diagnose wird die Langzeitsauerstofftherapie verordnet. Dafür gibt es verschiedene Systeme: Sauerstoffkonzentratoren, die Sauerstoff aus Umgebungsluft filtern, oder mobile Systeme mit flüssigem Sauerstoff. Welches System infrage kommt, richtet sich nach Ihren individuellen Bedürfnissen und Lebensgewohnheiten.

Demand-Therapie

Stellen Sie sich Sauerstoff wie einen guten Begleiter vor, aber er läuft nicht ständig mit Ihnen mit, wie ein aufdringlicher Freund, sondern kommt nur dann dazu, wenn Sie ihn wirklich brauchen. Genau das ist das Prinzip der Demand-Therapie.

Was passiert da technisch?

Bei der klassischen Sauerstofflangzeittherapie (LTOT) läuft der Sauerstoff kontinuierlich, also nonstop – auch beim Ausatmen. Das ist zwar effektiv, aber ehrlich gesagt auch ein bisschen verschwenderisch. Und es macht die Geräte größer, schwerer und den Sauerstoffvorrat schneller leer.

Die Demand-Therapie, auch pulsgesteuerte oder atemgesteuerte Sauerstoffgabe genannt, ist da smarter. Hier wird der Sauerstoff nur beim Einatmen freigegeben. Ein kleiner Sensor erkennt den Atemzug und schickt im richtigen Moment einen kurzen, gezielten Sauerstoffstoß in die Nase.

Die Vorteile von mobilen Sauerstoffgeräten liegen in mehreren wesentlichen Aspekten. Erstens bieten sie eine längere Laufzeit. Diese Geräte sind effizienter, da sie den Sauerstoff nicht kontinuierlich verbrauchen, was zu einer deutlich verlängerten Nutzungsdauer führt.
Zweitens zeichnen sie sich durch ihr kompaktes Design aus. Die Konzentratoren und mobilen Flaschen sind kleiner, leichter und einfacher zu transportieren, was sie ideal für den Einsatz unterwegs macht. Schließlich ermöglichen sie den Betroffenen eine größere Freiheit. Viele können wieder selbstständig nach draußen und spazieren gehen oder am sozialen Leben teilnehmen, was einen erheblichen Beitrag zu ihrer Lebensqualität darstellt. Diese Aspekte sind nicht zu unterschätzen, da sie die Unabhängigkeit und das Wohlbefinden der Nutzer maßgeblich verbessern.

Trotz der zahlreichen Vorteile mobiler Sauerstoffgeräte gibt es auch einige wesentliche Nachteile zu beachten.
Erstens sind sie nicht für jeden geeignet. Personen, die sehr flach oder unregelmäßig atmen – sei es in Ruhe oder im Schlaf –, können Schwierigkeiten haben, ausreichend Sauerstoff zu erhalten, da die Geräte den Atem nicht immer korrekt erkennen. In solchen Fällen ist die klassische Dauertherapie oft die bessere Wahl.
Zweitens sind diese Geräte nicht bei hohen Flussraten effektiv. Für Menschen, die regelmäßig einen hohen Sauerstoffbedarf haben (über 4–5 l/min), kann der Impuls oft nicht ausreichen, um den notwendigen Sauerstoff zu liefern. Schließlich gibt es auch das Risiko, dass die Technik versagen kann. Wenn das Nasenstück

verrutscht oder der Sensor nicht richtig funktioniert, bemerkt der Nutzer dies möglicherweise nicht sofort, was in kritischen Situationen schnell problematisch werden kann.

Wichtig ist: Unterbrechen Sie die Sauerstofftherapie niemals eigenmächtig und erhöhen Sie die verordnete Dosis nicht dauerhaft. Zu viel Sauerstoff kann ebenso schädlich sein wie zu wenig, da er unter Umständen die Atemantriebe des Körpers beeinträchtigt. Halten Sie sich also unbedingt an die Vorgaben Ihrer Ärztin oder Ihres Arztes.

Sauerstofftherapie oder Beatmungstherapie – was ist der Unterschied?

Wenn von Sauerstoff- oder Beatmungstherapie die Rede ist, denken viele, es handelt sich um dasselbe. Doch das ist nicht richtig – beide Therapien verfolgen unterschiedliche Ziele und kommen bei verschiedenen Krankheitsbildern zum Einsatz.

Die Sauerstofftherapie – Unterstützung für den Sauerstoffhaushalt

Bei einer Sauerstofftherapie, insbesondere der Langzeit-Sauerstofftherapie (LOT), wird den Betroffenen zusätzlicher Sauerstoff zugeführt. Das geschieht über eine Nasenkanüle oder eine Maske. Diese Therapie richtet sich an Menschen mit chronischem Sauerstoffmangel – zum Beispiel durch COPD, Lungenfibrose oder Lungenemphysem. Ziel ist es, den Sauerstoffgehalt im Blut zu stabilisieren und das Herz-Kreislauf-System zu entlasten.

Wichtig zu wissen: Hier wird die natürliche Atmung nicht ersetzt, sondern unterstützt. Die Betroffenen atmen selbstständig, bekommen aber durch die Sauerstoffzufuhr die notwendige Unterstützung, die ihnen ihre erkrankte Lunge nicht mehr ausreichend leisten kann.

Die NIV-Beatmung – Hilfe bei schwacher Atemmuskulatur

NIV steht für nicht-invasive Ventilation. Heißt auf gut Deutsch: Der Patient bekommt Unterstützung beim Atmen – ohne dass ein Schlauch in die Luftröhre geschoben wird. Stattdessen gibt's eine bequeme Maske auf Gesicht oder Nase. Dahinter steckt ein kleines Beatmungsgerät, das dem Patienten beim Ein- und Ausatmen hilft.

Die NIV wird oft bei chronischen Atemschwächen eingesetzt – also z. B. bei fortgeschrittener COPD, Lungenfibrose, neuromuskulären Erkrankungen oder auch bei Adipositas-Hypoventilationssyndrom. Kurz gesagt: Wenn der eigene Atemantrieb oder die Atemmuskulatur nicht mehr richtig mitspielen, übernimmt das Gerät ein Stück weit die Arbeit.

Und jetzt kommt der Clou: Die NIV unterstützt aktiv das Einatmen. Es wird also ein variabler Druck aufgebaut – ein höherer beim Einatmen (IPAP) und ein niedrigerer beim Ausatmen (EPAP). Dadurch bekommt die Lunge mehr Luft mit weniger

Kraftaufwand – und das Kohlendioxid kann besser abgeatmet werden.

Wichtig! Die NIV-Therapie darf nicht mit der Therapie verwechselt werden, die beim obstruktiven Schlafapnoesyndrom (siehe S. 72) angewandt wird. Hier handelt sich um eine sogenannte CPAP-Therapie.

CPAP – die Dauerlüftung mit Gleichdruck
CPAP steht für Continuous Positive Airway Pressure – also ein kontinuierlicher Atemwegsdruck. Das ist ein gleichmäßiger Luftstrom, der ständig einen leichten Überdruck in den Atemwegen hält. Keine Einatemhilfe, kein Ausatemdruck, einfach: ein stabiler Druck.

Die nicht-invasive Beatmungstherapie (NIV) funktioniert anders: Hierbei wird die Atmung aktiv durch ein Gerät unterstützt. Über eine Beatmungsmaske wird Umgebungsluft – und oft zusätzlich Sauerstoff – mit leichtem Überdruck in die Lunge befördert. Der Überdruck hilft dabei, die Atemwege offen zu halten und die Atemarbeit zu erleichtern. Das ist besonders wichtig bei Menschen, deren Atemmuskulatur geschwächt ist, wie etwa bei Schlafapnoe, neuromuskulären Erkrankungen oder fortgeschrittener COPD.

Die NIV-Beatmung wird meist während des Schlafens eingesetzt, da in dieser Phase die Atmung oft weiter nachlässt. Der zusätzliche Überdruck stellt sicher, dass genug Luft in die Lunge gelangt, und erleichtert so die Sauerstoffaufnahme.

Kann Sauerstoff- und Beatmungstherapie kombiniert werden?

Ja, das ist möglich. In vielen Fällen wird die NIV-Beatmung mit einer Sauerstoffzufuhr kombiniert, wenn neben einer schwachen Atemmuskulatur auch ein Sauerstoffmangel besteht. Das Beatmungsgerät sorgt dann dafür, dass die Atemwege frei bleiben und ausreichend Luft in die Lunge gelangt, während der Sauerstoffzusatz den Sauerstoffgehalt im Blut verbessert.

Wann wird welche Therapie eingesetzt?

Die Sauerstofftherapie ist für Menschen gedacht, die vor allem an einem chronischen Sauerstoffmangel leiden, aber noch selbstständig atmen können. Die NIV-Beatmung hingegen kommt zum Einsatz, wenn die Atmung durch Muskelschwäche, verengte Atemwege oder andere Ursachen so eingeschränkt ist, dass Unterstützung notwendig wird. Beide Therapien verfolgen also unterschiedliche Ansätze, die sich jedoch bei Bedarf sinnvoll ergänzen können.

Cortison-Therapie

Cortisonsprays, ob für die Nase oder die Lunge, werden häufig bei chronischen Erkrankungen wie Asthma, COPD oder Heuschnupfen verschrieben. Ihre Beliebtheit beruht darauf, dass sie direkt am Einsatzort wirken und effektiv Entzündungen hemmen. Bei Langzeitanwendung können jedoch Ängste und Fragen aufkommen, insbesondere bezüglich der Nebennierenrinden-Suppression.

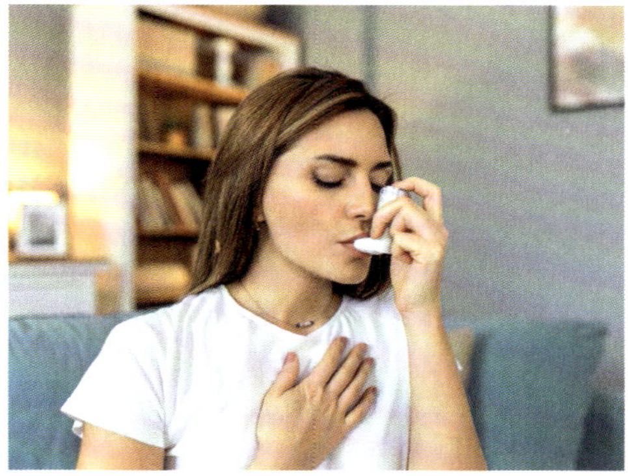

Was bedeutet das genau und wie hoch ist das Risiko?

Cortisonsprays enthalten Glukokortikoide, synthetische Formen des Hormons Cortisol, das viele Körperprozesse, insbesondere im Zusammenhang mit Stress und Entzündungen, reguliert. Bei Erkrankungen wie Asthma reagiert das Immunsystem über und verursacht „chronic inflammation" (chronische Entzündung). Cortisonsprays zielen darauf ab, diese übersteigerten Reaktionen zu unterdrücken, und beruhigen die Schleimhäute in den Atemwegen.

Ein Vorteil der Sprays ist die lokale Wirkung: Sie wirken direkt an der entzündeten Stelle und gelangen nur in sehr geringen Mengen in den Blutkreislauf. Dadurch sind sie verträglicher und weisen gegenüber Cortisontabletten oder -spritzen ein geringeres Risiko für systemische Nebenwirkungen auf.

Was passiert bei Langzeitanwendung?

Jetzt wird's spannend! Cortisonsprays sind als sicher bekannt, jedoch gibt es potenzielle Nebenwirkungen, insbesondere bei hohen Dosierungen oder falscher Anwendung. Schauen wir uns häufige Fragen und Sorgen dazu an:

1. Nebennierenrinden-Suppression – was ist das?
Die Nebennierenrinde ist ein kleines, aber wichtiges Organ, das unser körpereigenes Cortisol produziert. Dieses Hormon ist überlebenswichtig und reguliert u. a. unseren Blutzucker, den Blutdruck und die Stressantwort. Wenn der Körper über längere Zeit von außen Glukokortikoide (z. B. durch ein Spray) bekommt, denkt die Nebennierenrinde: „Ach, super, ich muss ja selbst gar nicht mehr arbeiten!" Sie drosselt ihre eigene Produktion. Das nennt man Nebennierenrinden-Suppression. Sie

tritt vor allem bei hochdosiertem, systemischem Cortison (z. B. Tabletten oder Spritzen) auf. Bei korrekt angewendeten Cortisonsprays ist das Risiko jedoch extrem gering. Der Anteil des Cortisons, der ins Blut gelangt, ist so klein, dass die Nebennierenrinde in den meisten Fällen unbeeinflusst bleibt. Studien zeigen, dass selbst bei Langzeitanwendung das Risiko für eine Suppression bei Sprays minimal ist.

Wie erkennt man eine Nebennierenrinden-Suppression?
Typische Symptome sind anhaltende Müdigkeit, Kreislaufprobleme und eine geringe Belastbarkeit. Ein einfacher Bluttest kann klären, ob die Nebennierenrinde betroffen ist.

Aber: Wer zusätzlich hochdosierte Cortisontabletten oder -spritzen benötigt, sollte besonders vorsichtig sein. Hier kann sich die Belastung summieren.

2. Lokale Nebenwirkungen – Heiserkeit und Mundsoor
Während die systemischen Nebenwirkungen bei Sprays gering sind, können lokale Nebenwirkungen häufiger auftreten.

- Heiserkeit: Das Cortison kann die Stimmbänder reizen, besonders bei Inhalationen für die Lunge.
- Mundsoor: Das ist eine Pilzinfektion im Mundraum, die durch Rückstände des Sprays begünstigt wird.

Beides lässt sich aber einfach vermeiden: Nach der Anwendung den Mund gründlich mit Wasser ausspülen (nicht schlucken!) oder sogar die Zähne putzen. Für Inhalationen empfiehlt sich außerdem ein sogenannter Spacer – ein Zwischenstück, das die Verteilung des Sprays verbessert.

3. Einfluss auf das Wachstum bei Kindern
Hier wird oft diskutiert, denn bei Kindern besteht theoretisch die Gefahr, dass Corti-

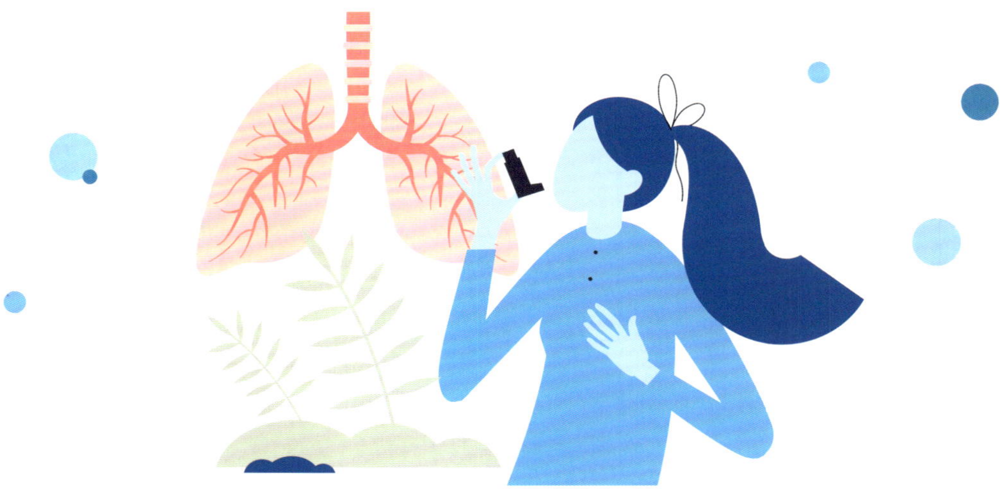

son in hohen Dosen das Längenwachstum beeinträchtigen könnte. Studien zeigen jedoch, dass dieser Effekt minimal ist – vor allem, wenn die Dosierung niedrig und die Asthmaerkrankung gut kontrolliert ist. Ein unbehandeltes Asthma hätte langfristig weit größere negative Auswirkungen auf die Gesundheit eines Kindes, einschließlich der körperlichen Entwicklung.

Wie aggressiv ist das Spray wirklich für den Körper?

Ein häufiger Mythos besagt, Cortison mache „abhängig" oder führe zu „dünner Haut". Dies gilt für systemische Cortisontherapien in hohen Dosen, jedoch nicht für Sprays. Systemische Nebenwirkungen sind selten und treten nur bei extrem hohen Dosierungen über längere Zeit auf, was zu Problemen wie dünner Haut oder Osteoporose führen kann – dies ist jedoch die Ausnahme.

Die Schäden, die unbehandelte Atemwegserkrankungen verursachen können, wie chronisch entzündete Bronchien oder verengte Atemwege, sind weitaus gravierender als mögliche Nebenwirkungen von Sprays.

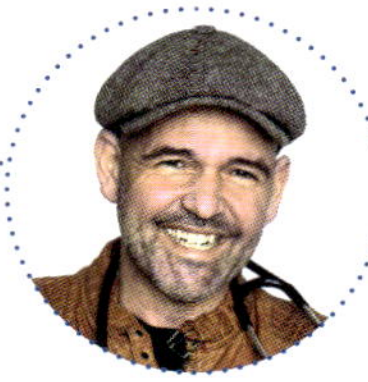

DOC ESSERS VORSORGETIPP

Damit Ihr Cortisonspray optimal wirkt und Nebenwirkungen minimiert werden, möchte ich Ihnen folgende Tipps ans Herz legen.

- Lassen Sie sich vom Arzt oder Apotheker zeigen, wie Sie das Spray korrekt anwenden. Der Einsatz eines Spacers kann bei den Inhalationen helfen. Cortisonsprays wirken langfristig und nicht sofort. Daher ist es entscheidend, sie regelmäßig anzuwenden, um die Entzündung unter Kontrolle zu halten. Lassen Sie die Dosis regelmäßig von Ihrem Arzt überprüfen. Oft kann sie im Laufe der Zeit reduziert werden.
- Keine Angst vor dem Cortisonspray! Sie sind bei korrekter Anwendung ein sicherer und hochwirksamer Baustein in der Behandlung chronischer Erkrankungen wie Asthma oder Heuschnupfen. Das Risiko einer Nebennierenrinden-Suppression ist minimal und Nebenwirkungen lassen sich durch einfache Maßnahmen vermeiden. Wichtiger ist es, die zugrunde liegende Erkrankung gut zu kontrollieren – denn unbehandelte Entzündungen in den Atemwegen können langfristig schwerwiegende Folgen haben. Nutzen Sie das Spray als ein hochwirksames Werkzeug, das hilft, frei durchzuatmen und gesund zu bleiben!

Atemhilfen und Gadgets

Ihre Lunge ist Ihr Motor, und wenn der stottert, dann wird's ungemütlich. Gerade in Zeiten von Long-COVID, Asthma & Co. wächst das Interesse an allem, was die Atmung optimieren soll. Und der Markt hat längst darauf reagiert: Gadgets und Tracker für die Lunge sprießen wie Pilze aus dem Boden. Sie versprechen, Ihre Atemmuskulatur zu stärken, Ihre Sauerstoffaufnahme zu verbessern oder gar Ihre Fettverbrennung per Atemluft zu messen. Klingt toll, oder?

Aber was ist wirklich sinnvoll? Ich habe mir die bekanntesten Produkte mal genauer angesehen.

Gadgets und Tracker, die Ihre Lunge stärken oder nicht viel bringen

Es ist ein altes Lied: Die beste Therapie bringt nichts, wenn sie nicht richtig angewendet wird. Das gilt besonders für Asthma und COPD. Wer hier nicht exakt inhaliert, kann sich das Medikament fast sparen und genau das passiert leider viel zu oft.

Jetzt gibt es eine neue Hoffnung am Himmel der Lungenmedizin: Elektronische Monitoring-Devices (EMD) oder, um es für den Alltag greifbarer zu machen, smarte Inhalatoren. Sie sollen helfen, Therapiefehler zu minimieren, die Adhärenz zu verbessern und vielleicht sogar die ein oder andere unnötige Medikamentendosis zu vermeiden. Aber funktioniert das wirklich?

Smart Inhaler: Schnickschnack oder echter Fortschritt?

Dr. Maximilian Wollsching-Strobel von der Lungenklinik Köln-Merheim forscht zu genau diesem Thema. Beim Jahreskongress der Deutschen Gesellschaft für Innere Medizin (DGIM) hat er berichtet, wo die Reise hingehen könnte.

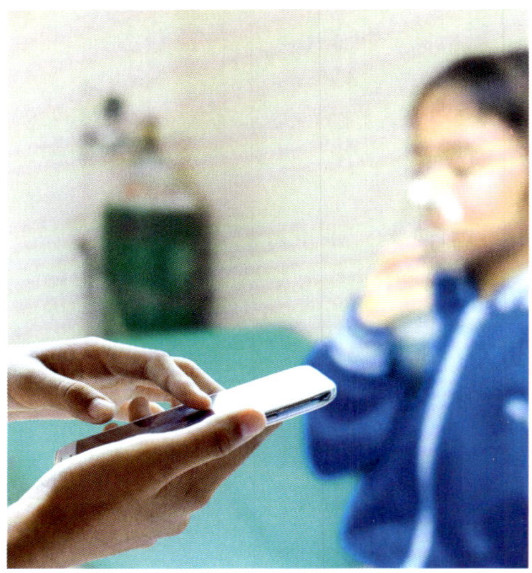

Was können smarte Inhalatoren?
Diese Geräte sind keine simplen Plastikröhrchen mehr. Nein, sie haben es richtig in sich:

- ✓ Erinnerungsfunktion: Klingt banal, aber viele Asthmatiker vergessen schlichtweg, ihr Medikament regelmäßig zu nehmen. Eine App erinnert sie daran.

- ✓ Flow-Sensoren: Die richtig guten Modelle messen nicht nur, ob inhaliert wird, sondern wie. Entscheidend ist nämlich nicht nur das „Pusten und Hoffen", sondern die ganze Technik: Wie stark wird eingeatmet? Wie lange? Erreicht man den maximalen Inspirationsfluss (PIF)? Genau das können smarte Inhalatoren überwachen.

- ✓ Echtzeit-Feedback: Und jetzt kommt's. Wenn die App meldet „Achtung, falsche Inhalationstechnik", dann reagieren die Patienten tatsächlich! Manche rufen in der Praxis an und sagen: „Meine App meint, ich mache was falsch – ich komme vorbei!" Na, wenn das nicht mal ein Fortschritt ist.

- ✓ Wetter- und Pollendaten: Besonders für Allergiker kann es Gold wert sein zu wissen, wann man sich besser nicht unnötig lange draußen aufhält.

Kleine Revolution in der Lungenmedizin?
Alles, was mit Technik zu tun hat, wird gerne mal als „Zukunft der Medizin" angepriesen, nur um dann nach zwei Jahren wieder in der Versenkung zu verschwinden. Aber bei den smarten Inhalatoren sieht es tatsächlich ganz gut aus.
Warum? Weil Studien zeigen, dass sie funktionieren. In einer Metaanalyse konnte nachgewiesen werden, dass Patienten mit diesen Geräten über drei Monate hinweg deutlich besser inhalierten als diejenigen ohne. Und jetzt kommt der Clou: Wer seine Medikamente richtig anwendet, braucht im besten Fall keine Therapieintensivierung mehr – was am Ende nicht nur die Lunge, sondern auch den Geldbeutel schont.

Noch eine spannende Entwicklung zu Machine Learning und künstlicher Intelligenz: In einer Studie mit 360 Erwachsenen mit schlecht kontrolliertem Asthma konnten Forscher mit 80-prozentiger Wahrscheinlichkeit vorhersehen, ob eine Exazerbation (also eine akute Verschlechterung) bevorsteht, und das bis zu fünf Tage im Voraus! Das ist einfach durch die Analyse von Faktoren wie Reliever-Nutzung, Inspirationsfluss und Gesamt-Inhalationsvolumen möglich.

Aber reicht das? Können smarte Inhalatoren die Lösung für das ewige Problem mit der falschen Anwendung sein? Jein.

- ✓ Ja, weil … sie den Patienten direktes Feedback geben, Schulungen gezielter machen und zudem dazu beitragen, unnötige Therapieintensivierungen zu vermeiden.

- ✗ Nein, weil … sie die klassische Schulung nicht ersetzen können. Eine App kann viel – aber eine gut geschulte Ärztin oder Arzt sowie Therapeutin oder Therapeut kann immer noch mehr. Technik ist ein Werkzeug, jedoch kein richtiger Ersatz für den menschlichen Faktor.

Smarte Inhalatoren sind eine echte Bereicherung, aber nur für diejenigen, die sie auch nutzen. Sie helfen dabei, Therapiefehler zu reduzieren, Patienten zu motivieren und möglicherweise sogar akute Verschlechterungen vorherzusagen.

Aber klar ist auch: Sie sind kein Allheilmittel. Wer eine chronische Lungenerkrankung hat, wird trotzdem nicht um regelmäßige Schulungen und den persönlichen Kontakt mit seinem Arzt herumkommen. Die beste Therapie bleibt immer noch die, die richtig angewendet wird – egal, ob mit oder ohne App.

Mein Fazit: Smarte Inhaler – ein Gamechanger mit Potenzial

In diesem Sinne: Einatmen, ausatmen – und immer schön richtig inhalieren!

Atemgeräte und Widerstandstraining

Inspirometrie-Geräte sind praktische Hilfsmittel, die in vielen Apotheken erhältlich sind und vor allem für Menschen mit Atemwegserkrankungen oder zur Unterstützung einer gezielten Atemrehabilitation von großem Nutzen sein können.

Sie bieten beim Ein- oder Ausatmen einen kleinen Widerstand, was dazu führt, dass die Atemmuskulatur gezielt trainiert wird. Durch den regelmäßigen Gebrauch von Inspirometrie-Geräten können betroffene Personen nicht nur die Stärke ihrer Atem-

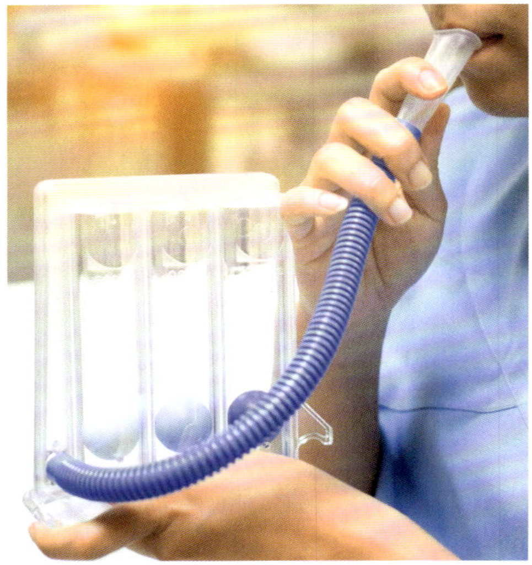

muskulatur verbessern, sondern ebenso ihre Lungenkapazität erhöhen und somit die allgemeine Atemeffizienz steigern.

Die Verwendung bietet zahlreiche Vorteile. Die Stärkung der Atemmuskulatur trägt dazu bei, die Atmung zu optimieren und das Gefühl der Atemnot zu verringern. Darüber hinaus hat eine erhöhte Lungenkapazität den Vorteil einer besseren Sauerstoffversorgung des Körpers, was sich positiv auf die allgemeine Leistungsfähigkeit und die Ausdauer auswirken kann.

Egal, ob zur Unterstützung bei chronischen Lungenerkrankungen wie COPD oder einfach zur Förderung einer gesunden Atmung im Alltag – Inspirometrie-Geräte bieten eine einfach zu handhabende und effektive Möglichkeit, die Atemgesundheit nachhaltig zu verbessern.

Bringen Atemtrainer wirklich was?

✓ Bei Lungenkrankheiten (COPD, interstitiellen Lungenerkrankungen, Mukoviszidose) → Ja!
Eine Metaanalyse zeigt, dass Atemmuskeltraining die Lungenkapazität verbessert, Atemnot reduziert und die Lebensqualität steigert. Besonders Patienten mit COPD profitieren davon, weil sie oft eine geschwächte Atemmuskulatur haben.

✓ Für Sportler (Läufer, Radfahrer, Taucher) → Jein.
Es gibt Hinweise darauf, dass gezieltes Atemmuskeltraining die VO_2max (also die Sauerstoffaufnahme) verbessern kann. Allerdings nur dann, wenn die Atemmuskulatur wirklich der limitierende Faktor ist – was bei gesunden, trainierten Menschen eher selten der Fall ist.

✓ Für den Otto Normalverbraucher → Eher nicht.
Wenn Sie gesund sind und Ihre Lunge normal funktioniert, bringt Ihnen ein Atemtrainer nicht mehr als ein guter Spaziergang oder Sport. Die beste Lungenstärkung ist Bewegung an der frischen Luft – und die kostet nichts!

Gibt es Nebenwirkungen?

Oh ja! Wer übertreibt, kann die Atemmuskulatur sogar überlasten. Und wer meint, er könnte durch Atemtraining seine Lungenkrankheit heilen, statt seine Medikation zu optimieren, riskiert ernsthafte Gesundheitsprobleme. Also bitte nicht auf eigene Faust loslegen – sprechen Sie mit Ihrer Ärztin oder Ihrem Arzt.

Mein Fazit: Sie sind

✓ *super für Menschen mit Lungenerkrankungen.*

✓ *nützlich für manche Sportler.*

✗ *überflüssig für gesunde Menschen, die einfach nur regelmäßig atmen.*

Atemfrequenz-Tracker – für wen sind sie sinnvoll?

Atemfrequenz-Tracker stecken mittlerweile in fast jeder Smartwatch, in Fitness-Trackern oder in speziellen Sensoren wie dem Oura Ring. Sie messen, wie oft Sie pro Minute atmen, indem sie Brustkorbbewegungen oder Sauerstoffveränderungen analysieren.

Für wen ist das sinnvoll?

✓ Früherkennung von Atemproblemen:
Eine Studie zeigte, dass moderne Pulsoximeter eine erstaunliche Genauigkeit bei der Atemfrequenzmessung haben – bis zu 97 % Übereinstimmung mit klinischen Messwerten. Das kann besonders für Menschen mit Schlafapnoe oder bei Lungenerkrankungen hilfreich sein.

✓ Biofeedback & Entspannung:
Wer bewusst langsamer atmet, kann sein Nervensystem beruhigen. Einige Tracker helfen mit Atemübungen gegen Stress und Schlafprobleme. Funktioniert tatsächlich – aber ganz ehrlich?

Dafür braucht man keine 300-€-Smartwatch, sondern einfach mal eine Minute bewusste Atmung.

✗ Für gesunde Menschen eher ein Gimmick:
Wenn Sie keine Atemwegserkrankung haben, dann wird Ihnen der Tracker nur mitteilen, dass Sie atmen – und das wussten Sie vorher auch schon.

Mein Fazit: Sie sind
- ✓ *hilfreich für Menschen mit Schlafapnoe, Asthma oder anderen Atemproblemen.*
- ✓ *Gut für Biofeedback-Training und Entspannung.*
- ✗ *unnötig für jeden, der einfach nur mal tief durchatmen will.*

Atemanalyse-Gadgets – Zukunftsmedizin oder Hokuspokus

Zunächst mal: Die gängigen Gadgets sagen nichts über die Gesundheit der Lunge aus. Bei den Atemgasanalysen geht es immer um Stoffwechselvorgänge. Gadgets wie Lumen versprechen, anhand Ihrer Atemluft zu analysieren, ob Sie gerade Fett oder Kohlenhydrate verbrennen.
Ist das realistisch? Fast. Die Technologie basiert auf der Messung des CO_2-Gehalts in Ihrer Ausatemluft, was Rückschlüsse auf den Stoffwechsel geben kann.
Die Atemanalyse kann also grobe Hinweise liefern, aber ist bei Weitem nicht so exakt wie ein Labortest. Und mal ehrlich: Muss man wirklich in ein Gerät pusten, um zu wissen, ob man gerade ein Croissant oder einen Salat verdaut?

Mein Fazit:
- ✓ *nettes Biohacker-Spielzeug*
- ✗ *für die Lunge nicht sinnvoll*

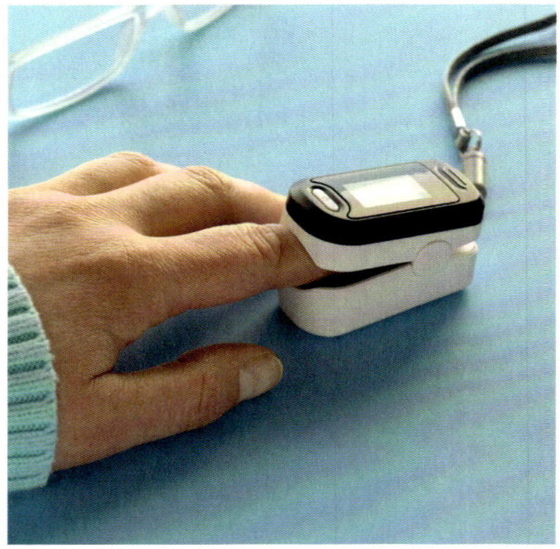

Pulsoximeter – unterschätzt, aber sinnvoll

Ein kleiner Lichtblick unter den Gadgets: Pulsoximeter wie der Wellue O2Ring messen Ihre Sauerstoffsättigung. Das kann für Menschen mit Lungenproblemen oder Schlafapnoe tatsächlich nützlich sein, um Atemaussetzer oder Sauerstoffmangel zu erkennen.

Ist das sinnvoll?
Ja, aber: Auch hier gilt, dass man die Daten richtig interpretieren muss. Eine schwankende Sauerstoffsättigung kann viele Ursachen haben – von einer harmlosen Erkältung bis hin zu ernsten Erkrankungen.

Wer hier blind den Zahlen vertraut, riskiert unnötige Panik oder falsche Sicherheit.

Spacer, Inhalierhilfen & Co. – sinnvolle Helfer oder überflüssiges Plastik?

Wer regelmäßig inhalieren muss – sei es wegen Asthma, COPD oder anderer Lungenkrankheiten – weiß, dass das so eine Sache ist. Mal pustet man zu früh, mal zu spät, mal trifft der Sprühstoß die Zunge statt die Lunge. Und genau hier sollen Spacer und Inhalierhilfen ins Spiel kommen.

Aber was können diese Dinger tatsächlich? Ist das nur eine clevere Geschäftsidee, um noch mehr Zubehör zu verkaufen, oder sind sie echte Gamechanger für die Lungenmedizin? Ich habe sie mir mal genauer angeschaut.

Was sind Spacer und wofür sind sie gut?
Ein Spacer (auch Inhalierhilfe genannt) ist ein Zwischenstück aus Kunststoff, das zwischen das Dosieraerosol (also den Asthma- oder COPD-Inhalator) und den Mund kommt.

Er hat eine simple, aber geniale Funktion:

- ✓ Bei unbedingtem Bedarf sinnvoll

- ✓ Bessere Medikamentenverteilung: Der feine Medikamentennebel hat mehr Zeit, sich gleichmäßig zu verteilen, bevor er eingeatmet wird.

- ✓ Mehr Medikament in der Lunge, weniger im Rachen: Ohne Spacer landet ein großer Teil des Medikaments lediglich an der Zungenrückseite oder im Rachen – wo es genau gar nichts bringt.

- ✓ Koordination wird erleichtert: Viele Menschen inhalieren falsch, weil sie gleichzeitig sprühen und tief einatmen müssen. Mit einem Spacer ist das weniger kritisch, weil das Medikament im „Zwischenspeicher" bleibt und eingeatmet werden kann, ohne dass man sich dabei beeilen muss.

Wer profitiert von einem Spacer?

- ✓ Asthmatiker & COPD-Patienten
Hier sind die Vorteile am deutlichsten. Besonders Kinder, ältere Menschen und Patienten mit eingeschränkter Lungenfunktion haben oft Schwierigkeiten mit der richtigen Inhalationstechnik. Studien zeigen, dass die Medikamentenaufnahme mit einem Spacer effektiver ist als ohne – sprich mehr Medikament kommt dort an, wo es hinsoll – in die Lunge!

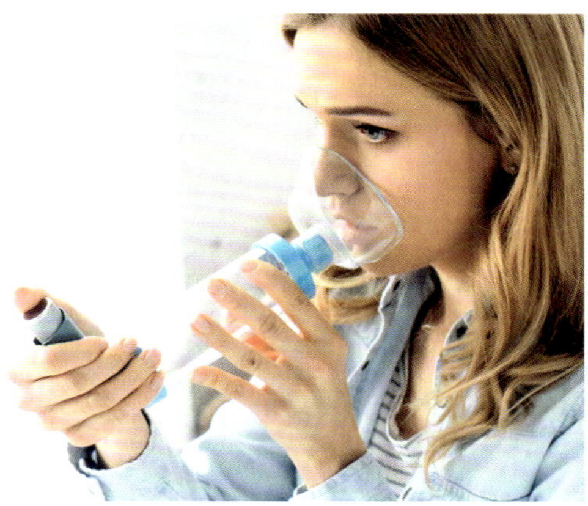

- ✓ **Kinder & Menschen mit motorischen Einschränkungen**
  Koordination ist nicht jedermanns Stärke – erst recht nicht, wenn ein Asthmaanfall im Gange ist. Kinder haben oft Probleme mit dem gleichzeitigen Drücken und Einatmen. Ähnliches gilt für ältere Menschen oder Patienten mit neurologischen Erkrankungen wie Parkinson. Für sie kann ein Spacer den entscheidenden Unterschied machen.

- ✓ **Menschen mit Nebenwirkungen durch ihre Inhalatoren**
  Klassiker: Wer nach dem Inhalieren ständig einen trockenen Hals, Heiserkeit oder Pilzinfektionen (Mundsoor) bekommt, könnte von einem Spacer profitieren. Der Grund: Weniger Medikament bleibt im Rachen hängen.

- ✗ **Braucht jeder einen Spacer?**
  Nein! Wer seine Inhalationstechnik perfekt beherrscht, kann auf einen Spacer verzichten. Aber seien Sie ehrlich – wie viele haben jemals eine richtige Inhalationsschulung gemacht?

Spacer ist nicht gleich Spacer – welche Arten gibt's?
Wie immer gibt's nicht nur ein Modell, sondern eine ganze Palette an Varianten.

- **Standard-Spacer**
  Ein Plastikrohr mit einem Ventil. Das Medikament wird hineingesprüht und der Patient atmet es langsam ein. Vorteil: Kostengünstig, einfach zu reinigen.

- **Antistatische Spacer**
  Normale Spacer haben das Problem, dass die Medikamentenpartikel an den Innenwänden hängen bleiben. Antistatische Modelle verhindern das – sie sind also effektiver, aber auch teurer.

- **Spacer mit Maske**
  Für Kinder oder Menschen mit stark eingeschränkter Atmung gibt es Spacer mit einer Maske, die über Mund und Nase gelegt wird. Vorteil: Kein gezieltes Mundstück nötig, ideal für kleine Kinder oder Notfälle.

Fehler, die man vermeiden sollte
Ein Spacer ist nur dann effektiv, wenn man ihn richtig benutzt! Die häufigsten Fehler:

- ✗ Nicht schütteln – Viele vergessen, den Inhalator vorher zu schütteln. Dann gibt's nur Treibgas, aber kein Medikament.

- ✗ Zu schnelles Einatmen – Der Spacer erlaubt ein ruhigeres Einatmen, aber wer es übertreibt und zu hastig atmet, kriegt trotzdem nicht alles in die Lunge.

- ✗ Nicht reinigen – Spacer müssen regelmäßig gereinigt werden, sonst sammeln sich dort Bakterien und Schimmel.

Mein Fazit: Braucht man einen Spacer?
Ja, wenn Sie:
- ✓ *Asthma oder COPD haben und die Medikamentenaufnahme verbessern wollen.*
- ✓ *Häufig Nebenwirkungen wie etwa Heiserkeit oder Soor durch Inhalatoren haben.*
- ✓ *Schwierigkeiten mit der richtigen Inhalationstechnik haben.*
- ✓ *Ein Kind oder einen älteren Angehörigen mit Atemproblemen betreuen.*

Nein, wenn Sie:
- ✗ *Perfekt inhalieren können und Ihr Arzt das bestätigt hat.*
- ✗ *Einen Pulverinhalator nutzen – denn da bringt ein Spacer nichts!*

Inhalation: Was wirklich hilft und wovon man besser die Finger lässt

Wenn die Atemwege rebellieren, greifen viele zum altbewährten Inhalieren. Doch womit sollte man inhalieren? Ist heißes Salzwasser das Mittel der Wahl oder doch lieber Kamille? Und was sollte man besser vermeiden? Schauen wir uns das mal genauer an.

Kochsalzlösung – der Klassiker
Eine Inhalation mit Kochsalzlösung befeuchtet die Schleimhäute, was die mukoziliäre Clearance unterstützt – also den Selbstreinigungsmechanismus der Atemwege. Die Salzlösung hilft dabei, zähen Schleim zu verflüssigen. Dadurch wird schließlich das Abhusten erleichtert.

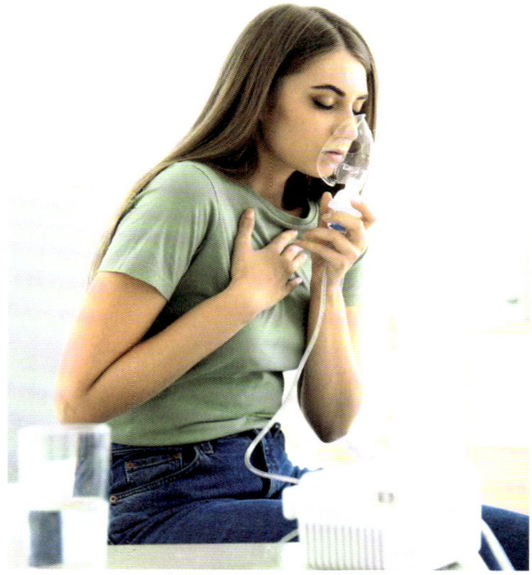

Was sagt die Wissenschaft?
Studien haben gezeigt, dass die Inhalation mit hypertoner Kochsalzlösung (also mit höherer Salzkonzentration als im Blut) bei bestimmten Atemwegserkrankungen, wie der Primären Ciliären Dyskinesie (PCD), hilfreich sein kann. Die hypertonische Lösung entzieht den Schleimhäuten Wasser, wodurch der Schleim flüssiger wird und leichter abtransportiert werden kann.

Anwendungstipps:
- Isotonische Lösung:
  Für den Hausgebrauch eignet sich eine 0,9 %ige Kochsalzlösung (9 Gramm Salz auf 1 Liter Wasser).
- Vernebler statt Topf:
  Um die Lösung effektiv in die Atemwege zu bringen, empfiehlt sich die Nutzung eines Verneblers. Diese Geräte erzeugen feine Tröpfchen, die tief in die Bronchien gelangen.

Kamille – die Heilpflanze ist mit Vorsicht zu genießen

Kamille wird traditionell wegen ihrer entzündungshemmenden und beruhigenden Eigenschaften geschätzt.

Was sagt die Wissenschaft?
Obwohl Kamille in der Volksmedizin weit verbreitet ist, gibt es keine ausreichenden wissenschaftlichen Belege für ihre Wirksamkeit bei der Inhalation zur Behandlung von Atemwegserkrankungen. Zudem können bei unsachgemäßer Anwendung Nebenwirkungen auftreten. Kamille trocknet die Schleimhäute aus! Gerade bei Betroffenen, die inhalieren, um einen lästigen Husten loszuwerden, kommt es zu einem kontraproduktiven Effekt. Zudem kann es zu folgenden Nebenwirkungen kommen:

- Allergische Reaktionen:
  Bei Personen mit Allergien gegen Korbblütler kann Kamille Hautreizungen oder allergische Reaktionen auslösen.
- Reizung der Atemwege:
  Der heiße Dampf kann die Schleimhäute reizen, insbesondere bei empfindlichen Personen oder Asthmatikern.

Mein Fazit: Obwohl Kamille entzündungshemmende Eigenschaften besitzt, sollte Ihre Inhalation mit Vorsicht erfolgen, insbesondere bei Allergikern oder Menschen mit empfindlichen Atemwegen.

Sind atherische Öle eine Gefahr?

Ätherische Öle wie Eukalyptus oder Pfefferminze werden oft zur Inhalation genutzt, um die Atemwege zu befreien.

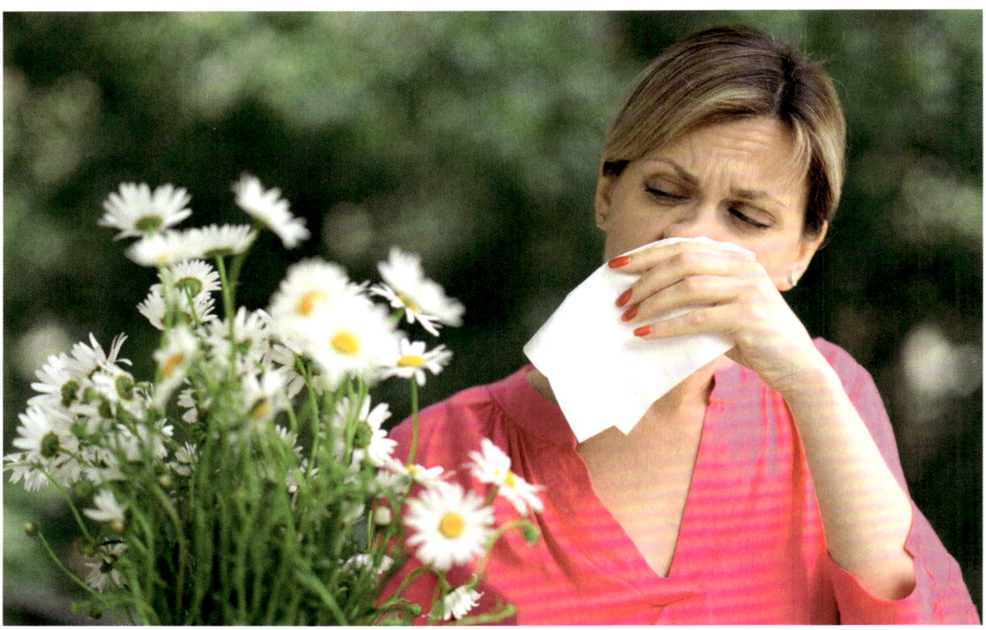

Was sagt die Wissenschaft?
Die Wirksamkeit ätherischer Öle bei der Behandlung von Atemwegserkrankungen ist wissenschaftlich nicht ausreichend belegt. Zudem bergen sie Risiken.

Risiken:

- Allergische Reaktionen:
  Ätherische Öle können starke Allergene sein und Haut- sowie Schleimhautreizungen verursachen.
- Atemwegsreizungen:
  Bei Asthmatikern kann die Inhalation ätherischer Öle zu Atemproblemen führen.
- Toxizität:
  Einige Öle enthalten toxische Substanzen, die bei unsachgemäßer Anwendung gesundheitsschädlich sein können.

Mein Fazit: Aufgrund der potenziellen Risiken und der unzureichenden wissenschaftlichen Belege zur Wirksamkeit sollte die Inhalation ätherischer Öle mit Vorsicht erfolgen. Besonders Kinder, Schwangere und Menschen mit Atemwegserkrankungen sollten darauf verzichten.

Heißer Wasserdampf – Vorsicht vor Verbrühungen

Das Inhalieren von heißem Wasserdampf wird häufig empfohlen, um die Atemwege zu befeuchten und den Schleim zu lösen.
Risiken:

- Verbrennungsgefahr:
  Der Umgang mit heißem Wasser birgt das Risiko von Verbrühungen, insbesondere bei Kindern.
- Geringe Wirksamkeit:
  Der heiße Dampf erreicht oft nicht die tieferen Atemwege, wodurch die gewünschte Wirkung ausbleiben kann.

Mein Fazit: Die traditionelle Methode des Inhalierens über heißem Wasser ist mit Vorsicht zu genießen. Moderne Inhalationsgeräte sind sicherer und effektiver.

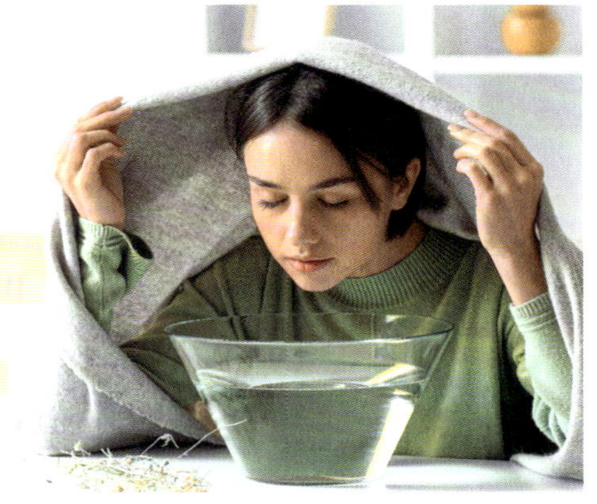

ERNÄHRUNG FÜR EINE STARKE LUNGE

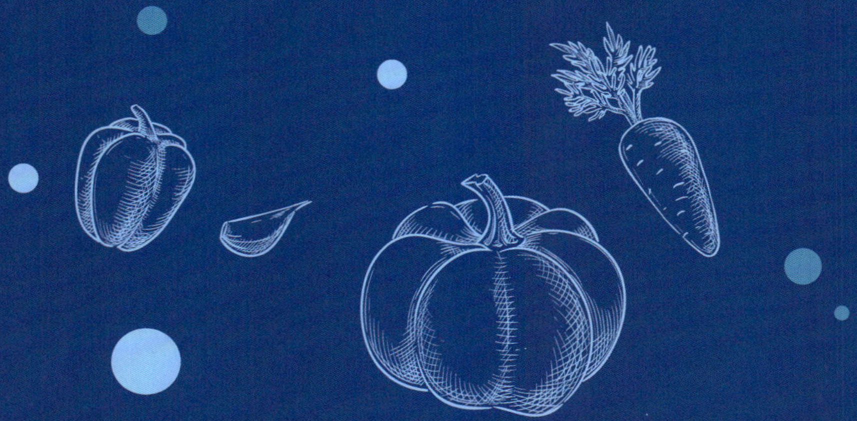

Die Lunge sorgt dafür, dass unser Körper mit lebenswichtigem Sauerstoff versorgt wird. Mit der richtigen Ernährung können wir etwas dafür tun, dass das auch lange so bleibt. Am besten von Beginn an, denn Lebensmittel können das Organ schützen, jedoch nicht reparieren. Gerade bei chronischen Erkrankungen wie Asthma oder durch äußere Belastungen wie Schadstoffe braucht sie besondere Unterstützung. Auch die Wissenschaft zeigt, dass ein gesunder Lebensstil mit richtiger Ernährung eine große Rolle spielt. Dazu gehört auch eine ausreichende Flüssigkeitszufuhr, die die Atemwege feucht hält und den Schleimtransport erleichtert.

In unserem Körper leben Billionen von Mikroben, die zusammen als Mikrobiom bezeichnet werden. Diese Mikrobiota ist vor allem im Darm zu finden, spielt aber auch eine entscheidende Rolle für die Gesundheit der Atemwege. Unser Mikrobiom hat viele Funktionen, die für die Gesundheit entscheidend sind, denn eine gut ausgewogene Mikrobiota unterstützt die Immunabwehr und reguliert die Immunreaktionen im Körper. Ein gesundes Mikrobiom trägt dazu bei, übermäßige Entzündungsreaktionen, die häufig bei Asthma oder chronischer Bronchitis auftreten, zu verhindern.

Eine vielfältige Zusammensetzung der Mikroben im Mikrobiom ist daher entscheidend für ihre gesundheitsfördernden Wirkungen. Je vielfältiger diese sind, desto besser können sie auf Veränderungen im Körper reagieren und schädliche Mikroben fernhalten.

So stärken Sie Ihr Mikrobiom und damit auch Ihre Lungengesundheit

Eine ausgewogene Ernährung mit einem hohen Anteil an Obst und Gemüse spielt eine entscheidende Rolle für die Gesundheit der Lungen. Diese Lebensmittel sind reich an Antioxidantien wie Vitamin C, Beta-Carotin und Polyphenolen, die die Lungenzellen vor Schäden schützen können. Studien zeigen, dass eine Vitamin-C-reiche Ernährung einen positiven Einfluss auf die Lungenfunktion hat. Insbesondere bei Kindern mit Asthma wurde festgestellt, dass eine erhöhte Aufnahme von Obst und Gemüse die Symptome deutlich mindern kann. Besonders empfehlenswert sind Beeren, Zitrusfrüchte, Karotten und Paprika, da sie reich an diesen schützenden Nährstoffen sind. Das Risiko, an Allergien zu erkranken, kann zudem mithilfe von probiotischen Joghurtkulturen, Pflanzenfasern und Vitamin D gemindert werden.

Darüber hinaus unterstützen Ballaststoffe ein gesundes Mikrobiom, das wiederum entzündungshemmende Prozesse im Körper, einschließlich in der Lunge, reguliert. Eine ballaststoffreiche Ernährung kann nicht nur die Lungenfunktion verbessern, sondern auch die Asthmakontrolle erleichtern. Um von den Vorteilen dieser Nährstoffe zu profitieren, sollten Vollkornprodukte, Haferflocken, Hülsenfrüchte und reichlich Gemüse in die tägliche Ernährung aufgenommen werden. Durch diese einfachen Veränderungen können Sie aktiv zur Gesundheit Ihrer Lungen beitragen.

Was Ihrer Lunge schadet

Leider gibt es aber auch einige Lebensmittel, die Ihrer Lunge schaden können. Dazu zählt verarbeitetes Fleisch, wie Schinken und Wurstwaren. Diese enthalten oft Nitrite, die Entzündungen fördern und mit einem erhöhten Risiko für chronisch obstruktive Lungenerkrankungen (COPD) in Verbindung gebracht werden.

Ein weiteres Beispiel sind zucker- und fettreiche Produkte, wie Softdrinks und Fast Food. Diese Nahrungsmittel erhöhen nachweislich das Risiko für Entzündungen und können die Lungenfunktion verschlechtern. Studien zeigen, dass Kinder, die viel Fast Food konsumieren, ein höheres Risiko für Asthma haben.

Auch Sulfite, die in Konservierungsstoffen wie Wein und Trockenfrüchten vorkommen, können bei Menschen mit Asthma die Symptome verschlimmern. Darüber hinaus sind histaminreiche Lebensmittel wie Käse, Wurst und Rotwein problematisch, da sie bei empfindlichen Personen Atemwegsprobleme auslösen können. Auch eine langfristige Überdosierung von Vitaminen kann sich negativ auswirken. Beispielsweise ein Zuviel an Vitamin A und E erhöht bei Rauchern das Krebsrisiko.

Es ist wichtig, sich bewusst zu sein, welche Lebensmittel die Gesundheit Ihrer Lunge beeinträchtigen könnten, um gezielte Entscheidungen für eine lungengesunde Ernährung zu treffen.

Superfoods

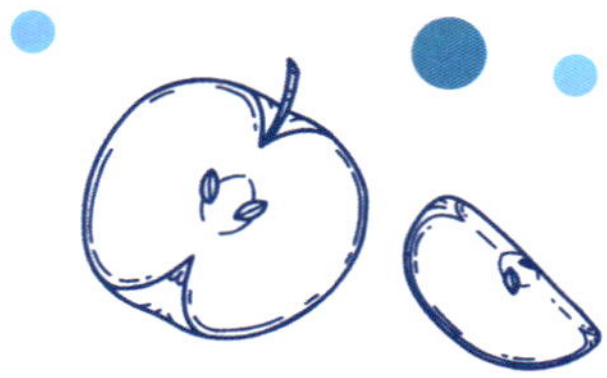

Äpfel – Ihre tägliche Lungenversicherung

Äpfel können tatsächlich dazu beitragen, Ihre Lunge zu schützen. Das liegt vor allem an den sekundären Pflanzenstoffen, wie Quercetin, einem starken Antioxidans. Quercetin hilft dabei, entzündliche Prozesse in den Atemwegen zu reduzieren. Außerdem enthalten Äpfel Flavonoide, die ebenfalls antioxidativ und entzündungshemmend wirken. Eine groß angelegte Studie hat ergeben, dass der regelmäßige Konsum von Äpfeln das Risiko für Lungenerkrankungen verringern kann.

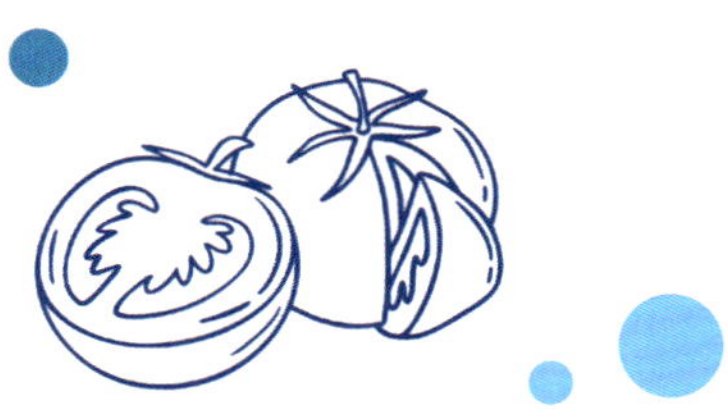

Tomaten – Das rote Kraftwerk für Ihre Atemwege

Tomaten sind wahre Kraftpakete für Ihre Lunge! Sie sind reich an Lycopin, einem starken Antioxidans, das freie Radikale bekämpft und Entzündungen in den Bronchien verringert. Studien zeigen, dass eine Ernährung, die viel Lycopin enthält, den natürlichen Alterungsprozess der Lunge positiv beeinflussen und die Lungenkapazität erhalten kann.

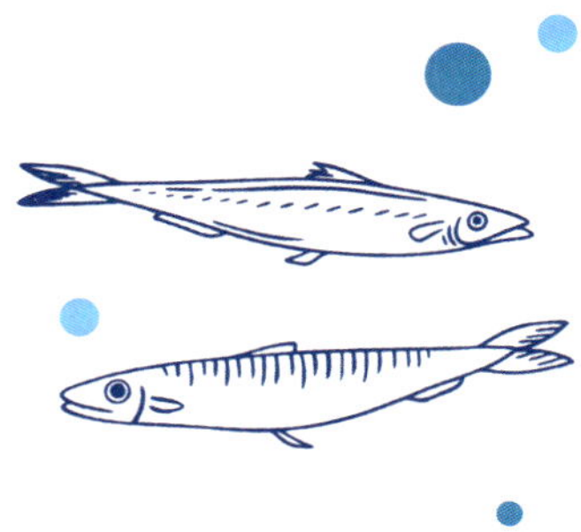

Fettreiche Fische – Omega-3-Fettsäuren als Entzündungsstopper

Fischsorten wie Lachs, Makrele, Hering und Sardinen sind ausgezeichnete Quellen für wertvolle Omega-3-Fettsäuren. Diese Fettsäuren haben entzündungshemmende Eigenschaften und schützen die Schleimhäute Ihrer Atemwege. Eine Übersichtsarbeit, die 2024 veröffentlicht wurde, hat gezeigt, dass eine erhöhte Aufnahme von Omega-3-Fettsäuren mit einer besseren Lungenfunktion und einem geringeren Risiko für Asthma verbunden ist. Außerdem ergab eine Studie an Kindern, dass eine Ernährung, die reich an Omega-3-Fettsäuren ist, die Häufigkeit von Asthmaanfällen reduzieren kann.

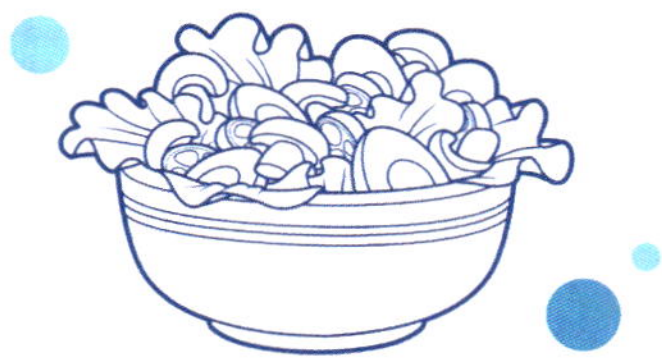

Grünes Blattgemüse – Sauerstoffversorgung auf Hochtouren

Grünes Blattgemüse wie Spinat, Grünkohl und Rucola ist eine hervorragende Quelle für Nitrate. Der Körper wandelt diese Nitrate in Stickstoffmonoxid um, ein Molekül, das die Blutgefäße entspannt und die Sauerstoffversorgung der Zellen verbessert. Eine US-amerikanische Studie aus dem Jahr 2024 zeigt, dass Menschen, die viel grünes Blattgemüse essen, ein geringeres Risiko haben, sich chronische Lungenerkrankungen zuzuziehen.

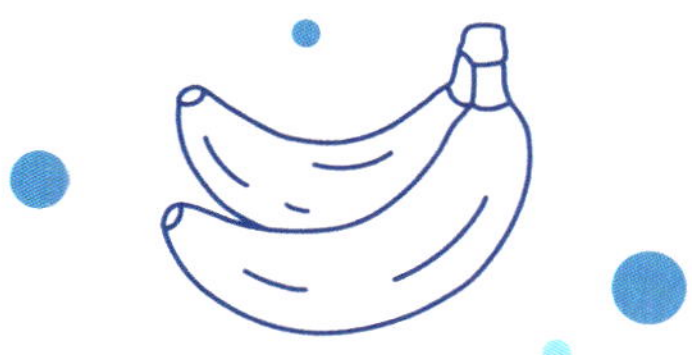

Bananen – Der Kalium-Kick für Ihre Lunge

Bananen sind reich an Kalium, das die Muskelfunktion (auch die der Atemmuskulatur) unterstützt. Außerdem können Bananen helfen, die Flüssigkeitsbalance in der Lunge aufrechtzuerhalten. Laut einer Analyse des Lungeninformationsdienstes in Deutschland steht ein hoher Obstkonsum, zu dem auch Bananen beitragen, in engem Zusammenhang mit einer besseren Lungenfunktion.

Knoblauch – Das natürliche Schutzschild

Knoblauch enthält Allicin, eine Substanz, die antibakterielle und entzündungshemmende Eigenschaften besitzt. Wissenschaftliche Untersuchungen deuten darauf hin, dass regelmäßiger Knoblauchkonsum das Risiko für chronische Atemwegserkrankungen senken kann.

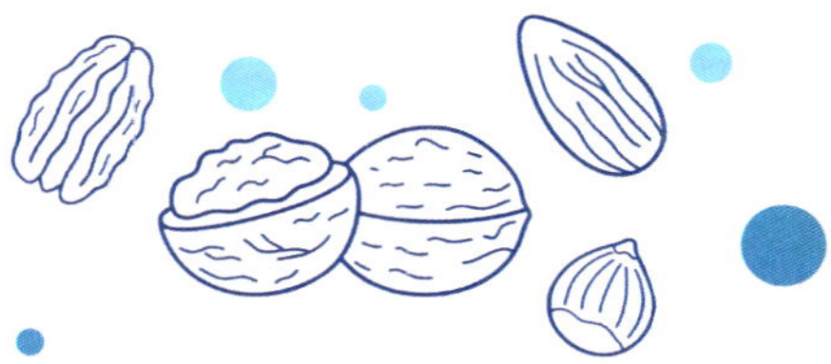

Nüsse und Vollkornprodukte – Power für die Atemmuskulatur

Nüsse (z. B. Mandeln, Walnüsse) und Vollkornprodukte liefern Magnesium, das die Atemwegsmuskulatur entspannt und die Atemleistung verbessern kann. Zudem liefern sie wertvolle Ballaststoffe, die Entzündungen im Körper senken. Eine ausgewogene Zufuhr dieser Nährstoffe unterstützt nachweislich die Lungenfunktion.

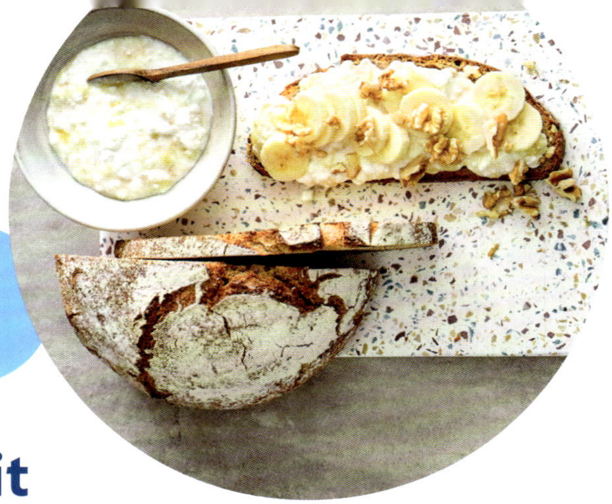

Vollkornbrot mit Bananenhüttenkäse

Zubereitung:
ca. 10 Minuten

Für 2 Personen
2 reife Bananen
100 g Hüttenkäse
(körniger Frischkäse)
½ EL Ahornsirup
2 Scheiben Vollkornbrot
(à ca. 50 g)
15 g Walnusskerne

Pro Portion: ca. 320 kcal,
12 g EW, 9 g F, 45 g KH

Zuerst 1 Banane schälen und mit einer Gabel zerdrücken. Das Bananenmus unter den Hüttenkäse rühren und den Mix mit dem Ahornsirup abschmecken.

Die Vollkornbrote leicht antoasten und die Scheiben mit dem Bananenhüttenkäse bestreichen.

Anschließend die Walnüsse hacken. Die zweite Banane schälen, in feine Scheiben schneiden und mit den gehackten Walnüssen auf dem Hüttenkäse anrichten.

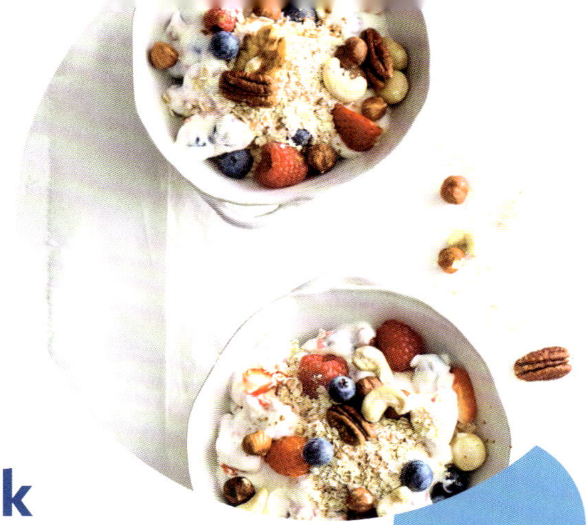

Frühstücksquark mit Beeren und Müsli

Zubereitung:
ca. 20 Minuten

Für 2 Personen
125 g Erdbeeren
125 g Blaubeeren
125 g Himbeeren
1–2 TL Zitronensaft
300 g Quark (20 % Fett)
1 EL Agavendicksaft
½ TL Zimtpulver
75 g Haferflocken
75 g Nusskernmischung

Pro Portion: ca. 645 kcal,
32 g EW, 31 g F, 50 g KH

Zuerst alle Beeren verlesen, waschen und trocken tupfen. Die Erdbeeren zusätzlich putzen und vierteln.

In einer Schüssel die Beeren mit Zitronensaft, Quark, Agavendicksaft und Zimt mischen. Zum Servieren die Quarkspeise auf Schalen verteilen und mit Haferflocken und Nusskernmischung bestreuen.

Buttermilch-Smoothie mit Apfel

Zubereitung:
ca. 20 Minuten

Für 2 große Gläser (à 350 ml)
20 g Gold-Leinsamen
20 g Cashewkerne
10 g geschälte Hanfsamen
2 Stangen Staudensellerie
(mit Grün)
½ grüner Apfel (z. B. Granny Smith)
50 g junger Blattspinat
2 Stiele Minze
500 ml Buttermilch
(max. 1,5 % Fett)
1 EL Zitronensaft
1–2 EL flüssiger Honig

Pro Portion: ca. 310 kcal,
16 g EW, 12 g F, 31 g KH

Die Leinsamen, die Cashewkerne und Hanfsamen in eine Schale geben, mit 50 ml heißem Wasser übergießen und etwas 10 Minuten quellen lassen.

Inzwischen den Staudensellerie waschen, putzen, das Grün grob hacken und die Stangen in ca. 1 cm breite Stücke schneiden. Den Apfel waschen, vierteln, entkernen und in kleine Stücke schneiden. Den Spinat verlesen, waschen und abtropfen lassen. Die Minze abbrausen, trocken schütteln, einige Blätter zum Garnieren beiseitelegen, übrige Minze samt den Stielen grob hacken.

Die eingeweichte Leinsamenmischung, Sellerie, Apfel, Spinat, Minze und Selleriegrün in einen leistungsstarken Standmixer geben. Dann die Buttermilch und den Zitronensaft hinzufügen. Alles erst auf kleiner, dann auf höchster Stufe feincremig pürieren. Den Smoothie mit dem Honig abschmecken, in Gläser füllen und mit übriger Minze garniert gleich servieren.

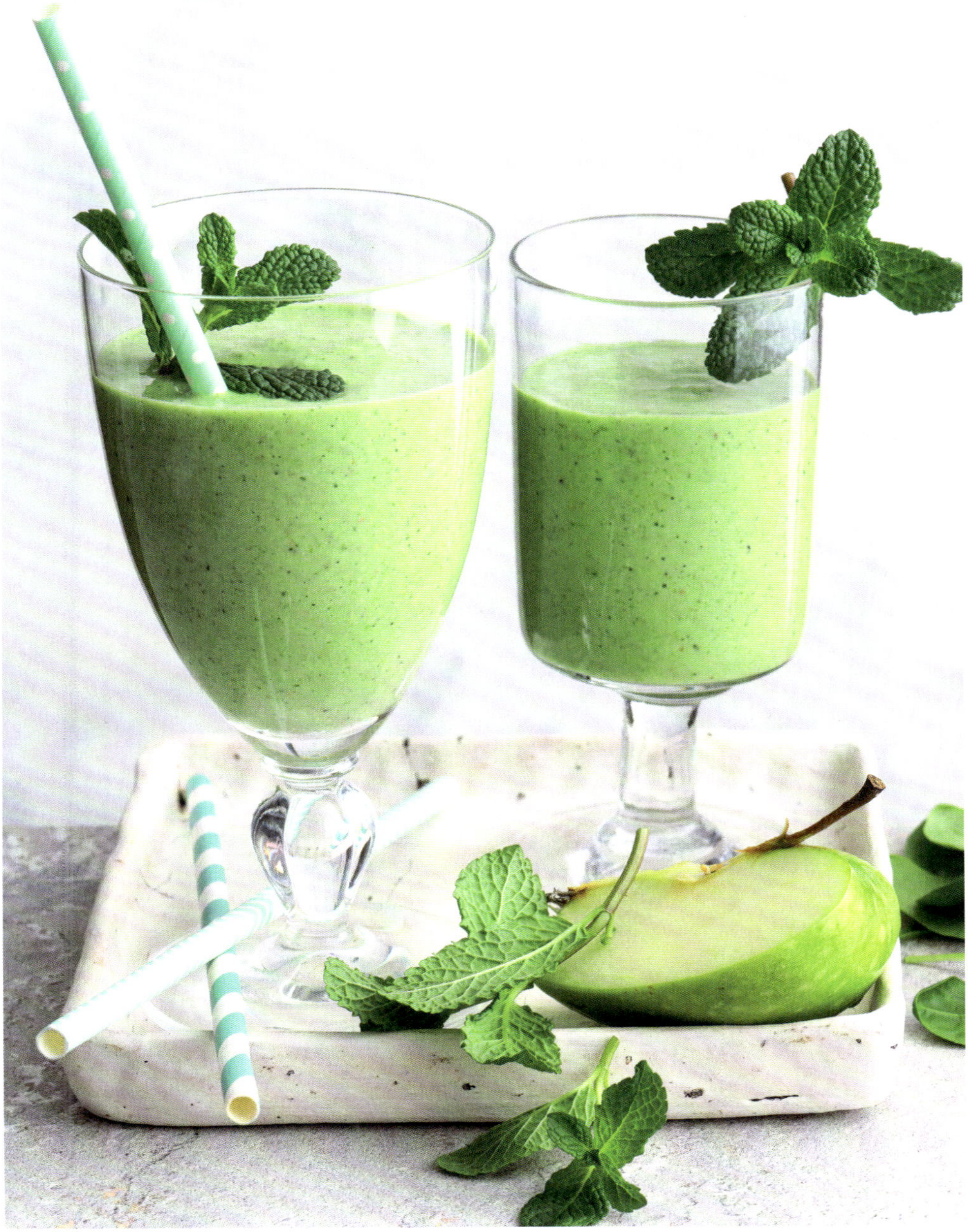

Hüttenkäse-Porridge mit Brombeeren

Zubereitung:
ca. 20 Minuten

Für 2 Personen
20 g Haselnusskerne
20 g Kürbiskerne
75 g zarte Haferflocken
1 EL geschrotete Leinsamen
400 ml ungesüßter Cashew- oder Mandeldrink
125 g Brombeeren
1 kleine Banane
2 TL Zitronensaft
200 g körniger Frischkäse

Pro Portion: ca. 510 kcal,
26 g EW, 22 g F, 45 g KH

Haselnüsse und Kürbiskerne grob hacken und in einer kleinen Pfanne ohne Fett hell anrösten, bis die Kerne anfangen zu knistern. Herausnehmen und abkühlen lassen.

In einem Topf Haferflocken, Leinsamen und Cashew- oder Mandeldrink bei mittlerer Hitze unter Rühren aufkochen. Erst offen etwa 2 Minuten köcheln lassen, dann mit geschlossenem Deckel bei schwacher Hitze etwa 10 Minuten quellen lassen, dabei ab und zu umrühren.

Inzwischen die Brombeeren verlesen, waschen und trocken tupfen. Die Banane schälen, schräg in Scheiben schneiden und sofort mit dem Zitronensaft beträufeln, damit sie sich nicht bräunlich verfärbt. Die Hälfte der Bananenscheiben auf einem Teller mit einer Gabel zerdrücken und kurz vor Garzeitende unter den Porridge rühren.

Den Topf vom Herd nehmen und den Frischkäse locker unterheben. Zum Servieren den Porridge auf Schalen oder tiefe Teller verteilen und mit den übrigen Bananenscheiben und den Brombeeren belegen. Mit dem Haselnuss-Kürbiskern-Mix bestreuen.

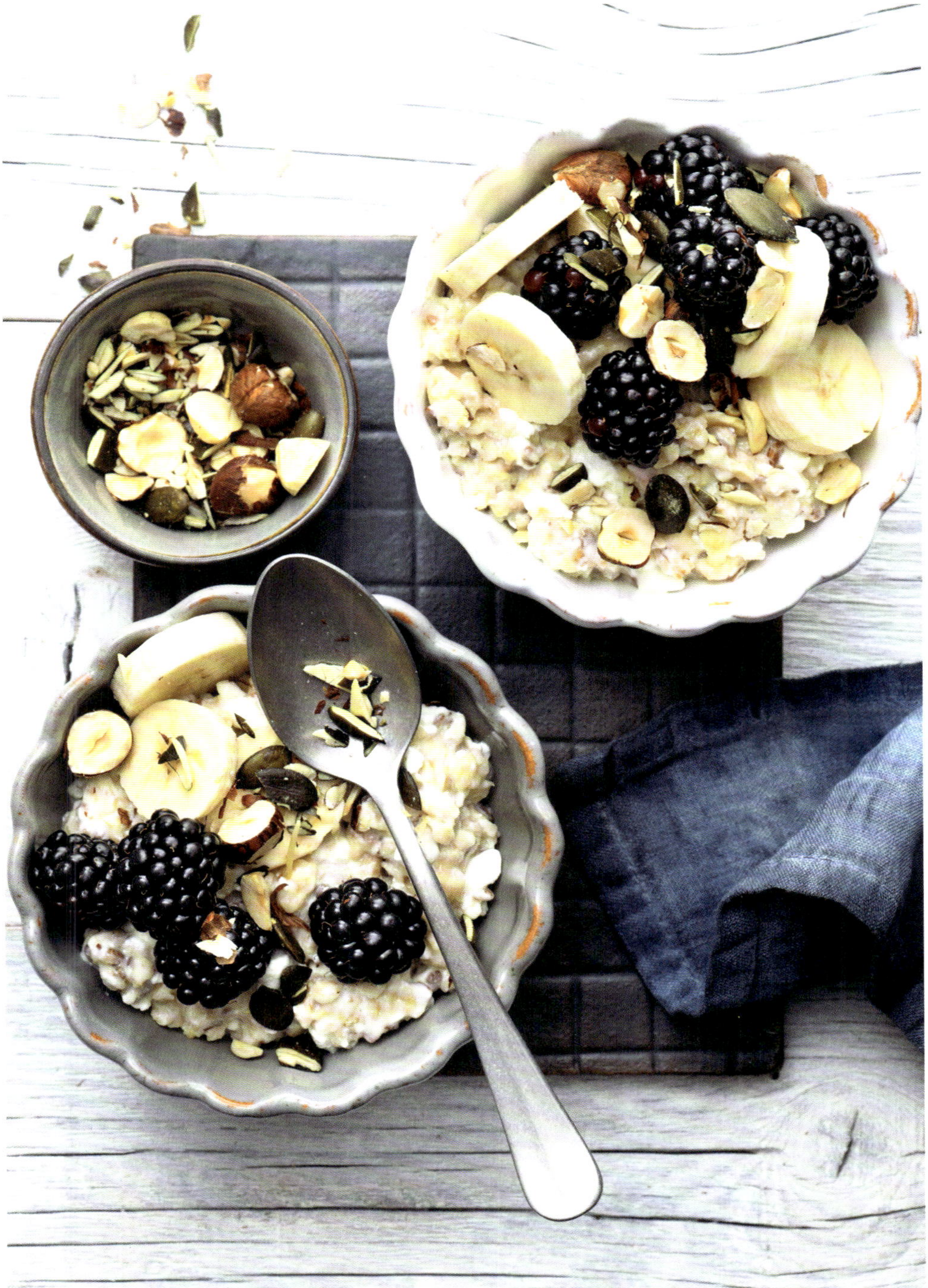

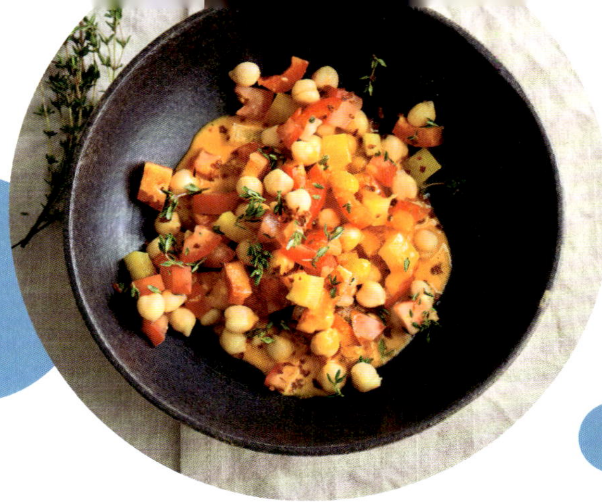

Pikanter Kichererbsensalat

Zubereitung:
ca. 15 Minuten

Für 2 Personen
1 Dose Kichererbsen
(ca. 250 g Abtropfgewicht)
2 Tomaten
½ rote Paprikaschote
½ gelbe Paprikaschote
1–2 Zweige Thymian
Chilipulver (Menge nach Belieben)
2 EL Olivenöl
1 TL Tomatenmark
1 EL Zitronensaft
1 Knoblauchzehe
Salz und Pfeffer

Pro Portion: ca. 290 kcal,
11 g EW, 14 g F, 27 g KH

Zuerst die Kichererbsen in ein Sieb geben, abbrausen und gut abtropfen lassen. Die Tomaten waschen und in kleine Würfel schneiden, dabei die Stielansätze entfernen. Die Paprikahälften entkernen, waschen und ebenfalls klein würfeln. Den Thymian waschen, trocken tupfen, die Blätter abzupfen und fein hacken.

Anschließend die Kichererbsen und das Gemüse in eine Salatschüssel geben und alles mit Thymian würzen. Das Chilipulver nach Geschmack dazugeben.

Für das Dressing Öl, Tomatenmark, Zitronensaft und 1 bis 2 EL Wasser in einer kleinen Schüssel mischen. Dann den Knoblauch schälen und dazupressen. Das Dressing über das Gemüse geben, den Salat locker durchmischen und mit Salz und Pfeffer abschmecken. Zum Servieren auf Teller verteilen.

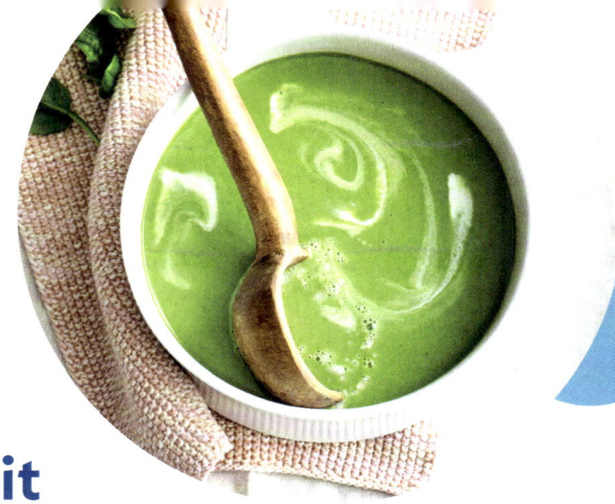

Cremesuppe mit Brokkoli und Spinat

Zubereitung:
ca. 20 Minuten

Für 2 Personen
500 g Brokkoli
1 Zwiebel
2 Knoblauchzehen
100 g junger Spinat
2 EL Olivenöl
2 EL vegane Gemüsebrühe
200 ml Kokosmilch
Salz und Pfeffer
etwas frisch geriebene Muskatnuss

Pro Portion: ca. 385 kcal,
10 g EW, 33 g F, 10 g KH

Zuerst den Brokkoli putzen, waschen und in Röschen teilen. Zwiebel und Knoblauch schälen und fein würfeln. Den Spinat verlesen und waschen, dabei die groben Stiele entfernen.

Dann Zwiebel und Knoblauch in einer Pfanne im Öl andünsten. Brokkoli, Spinat und Brühpulver dazugeben. Alles mit etwa 400 ml Wasser ablöschen, sodass das Gemüse knapp bedeckt ist, und mit geschlossenem Deckel 10 Minuten köcheln lassen.

Anschließend die Kokosmilch dazugeben und alles im Topf mit dem Stabmixer cremig pürieren. Zuletzt die Suppe mit Salz, Pfeffer und Muskatnuss kräftig abschmecken. Die Suppe zum Servieren auf Schalen oder tiefe Teller verteilen.

Avocadosalat mit Rucola und Lachs

Zubereitung:
ca. 35 Minuten

Für 2 Personen
2 Orangen
2 EL Olivenöl
1 TL Chilisauce
Salz und Pfeffer
2 Lachsfilets (à ca. 125 g)
1 Frühlingszwiebel
150 g Rucola
1 Avocado
250 g Cocktailtomaten
1 EL flüssiger Honig
1 EL Weißweinessig

Pro Portion: ca. 445 kcal,
29 g EW, 25 g F, 23 g KH

Zuerst die Orangen halbieren und auspressen. Die Hälfte des Orangensafts mit 1 EL Öl und der Chilisauce mischen und die Marinade mit Salz und Pfeffer abschmecken. Den Fisch waschen, trocken tupfen und in die Marinade geben. Die Frühlingszwiebel putzen, waschen und in dünne Ringe schneiden.

Den Rucola verlesen, waschen und trocken tupfen. Die Avocado halbieren und den Kern entfernen, das Fruchtfleisch mit einem Löffel aus den Schalen lösen und in Stücke schneiden. Dann die Tomaten waschen und halbieren.

Das restliche Öl in einer Pfanne erhitzen und die Lachsfilets darin auf jeder Seite etwa 2 Minuten anbraten. Danach aus der Pfanne nehmen und warm stellen. Die Frühlingszwiebelringe im Bratensatz anbraten und mit dem restlichen Orangensaft, Honig und Essig ablöschen. Mit Salz und Pfeffer abschmecken.

Rucola, Avocado und Tomaten in einer Salatschüssel mischen und das lauwarme Dressing unterheben. Den Salat auf Tellern verteilen und je ein Lachsfilet daraufgeben.

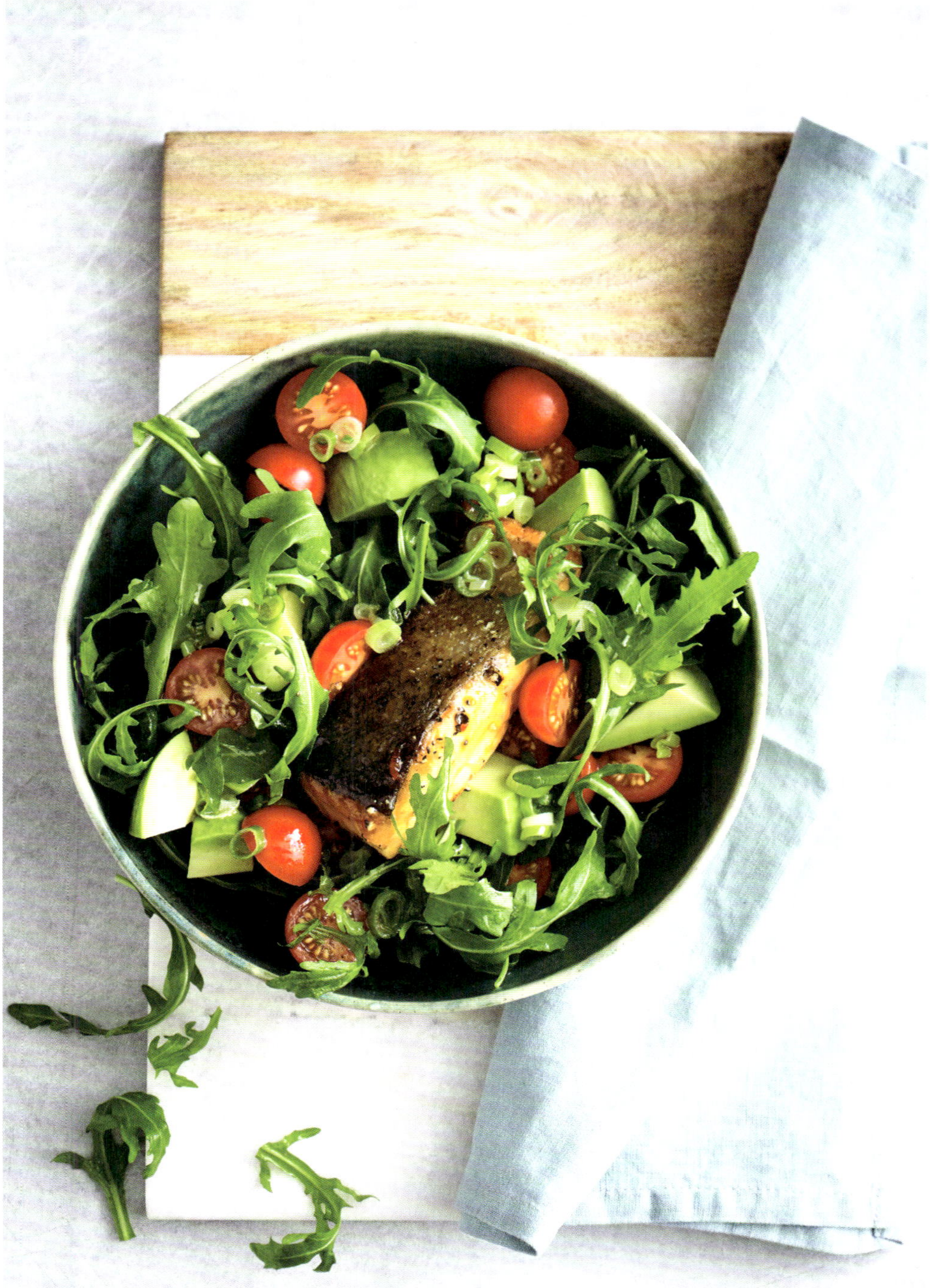

Thunfischsteak mit Gurken-Quinoa-Salat

Zubereitung:
ca. 40 Minuten

Für 2 Personen
50 g Quinoa
Salz
1 Salatgurke
200 g Papaya
1 rote Chilischote
1 walnussgroßes Stück Ingwer
½ Bund Koriandergrün
2 EL Cashewkerne
½ Bio-Limette
2 EL geröstetes Sesamöl
1 TL Zucker
2 Thunfischsteaks (à ca. 150 g)
1 EL Rapsöl

Pro Portion: ca. 530 kcal,
43 g EW, 21 g F, 36 g KH

Die Quinoa in kochendem Salzwasser nach Packungsanweisung bissfest garen, dann in ein Sieb abgießen und abtropfen lassen.

Die Gurke waschen, längs halbieren und die Kerne mit einem Teelöffel entfernen. Die Gurkenhälften in kleine Würfel schneiden. Die Papaya entkernen, schälen und ebenfalls klein würfeln.

Die Chilischote längs halbieren, entkernen, waschen und klein würfeln. Den Ingwer schälen und fein reiben. Das Koriandergrün waschen, trocken tupfen, die Blätter abzupfen und fein hacken. Die Cashewkerne in einer Pfanne ohne Fett anrösten, herausnehmen und abkühlen lassen, dann fein hacken. Die Limette heiß waschen, abtrocknen, die Schale abreiben und den Saft auspressen.

Chili, Ingwer, Limettensaft, die Hälfte der Limettenschale, Sesamöl, etwas Salz und Zucker in einer Salatschüssel verquirlen. Gurke, Papaya und Quinoa untermischen. Den Salat nochmals mit Salz abschmecken und mit Koriandergrün und Cashewkernen bestreuen.

Die Thunfischsteaks waschen und trocken tupfen. Das Rapsöl in einer Pfanne erhitzen und die Steaks darin bei starker Hitze auf jeder Seite 1 bis 2 Minuten anbraten. Dann herausnehmen, auf einen Teller legen und mit Salz, Pfeffer und restlicher Limettenschale würzen.

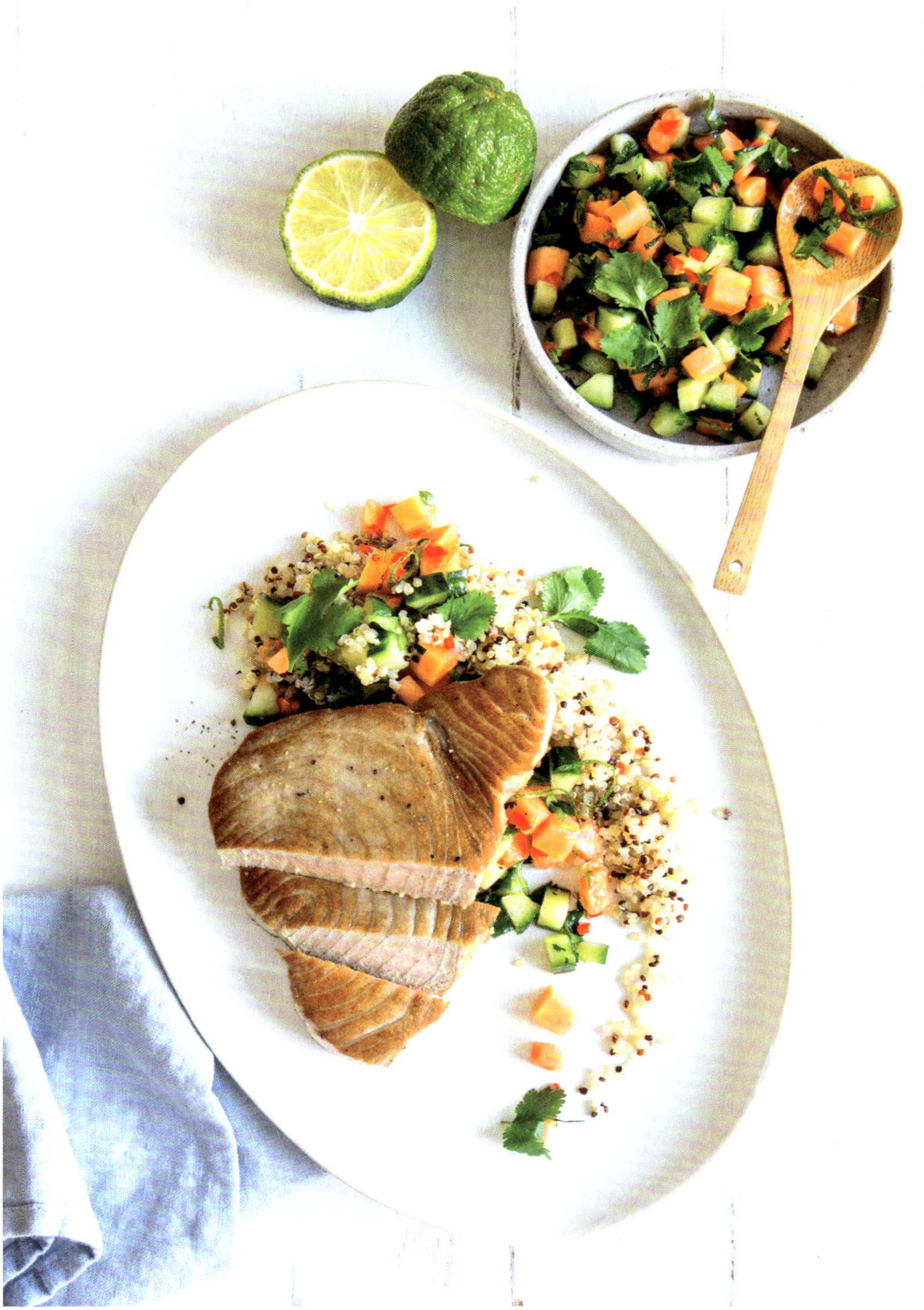

Bunte Gemüse-Bowl im Nizza-Style

Zubereitung:
ca. 25 Minuten

Für 2 Personen
2 Eier
200 g tiefgekühlte Prinzessbohnen
Salz
2 Tomaten
2 Pastinaken (ca. 200 g)
3 EL Olivenöl
Pfeffer aus der Mühle
½ TL getrockneter Thymian
1 Dose Thunfisch (in Wasser; ca. 145 g Abtropfgewicht)
50 g Kalamata-Oliven (ohne Stein)
1 TL Dijonsenf
1 EL Weißweinessig

Pro Portion: ca. 480 kcal,
32 g EW, 28 g F, 20 g KH

Die Eier in kochendem Wasser 7 bis 10 Minuten nach Wunsch wachsweich oder hart garen, danach kalt abschrecken. Die Bohnen in kochendem Salzwasser etwa 4 Minuten blanchieren, in ein Sieb abgießen, kalt abschrecken und abtropfen lassen. Die Tomaten waschen und in Würfel schneiden, dabei die Stielansätze entfernen.

Die Pastinaken putzen, schälen und in etwa 3 mm dünne Scheiben schneiden. 1 EL Öl in einer beschichteten Pfanne erhitzen und die Pastinaken darin bei mittlerer bis starker Hitze auf jeder Seite goldbraun anbraten, dann mit Salz, Pfeffer und Thymian würzen.

Den Thunfisch und die Oliven abtropfen lassen. Die Eier pellen und vierteln. Die Bohnen auf Schalen (Bowls) verteilen, leicht salzen und pfeffern. Pastinaken, Tomaten, Thunfisch, Oliven und Eier darauf anrichten.

In einer Tasse das restliche Öl (2 EL) mit Dijonsenf, Essig, Salz und Pfeffer zu einer Vinaigrette verrühren und die Bowls damit großzügig beträufeln.

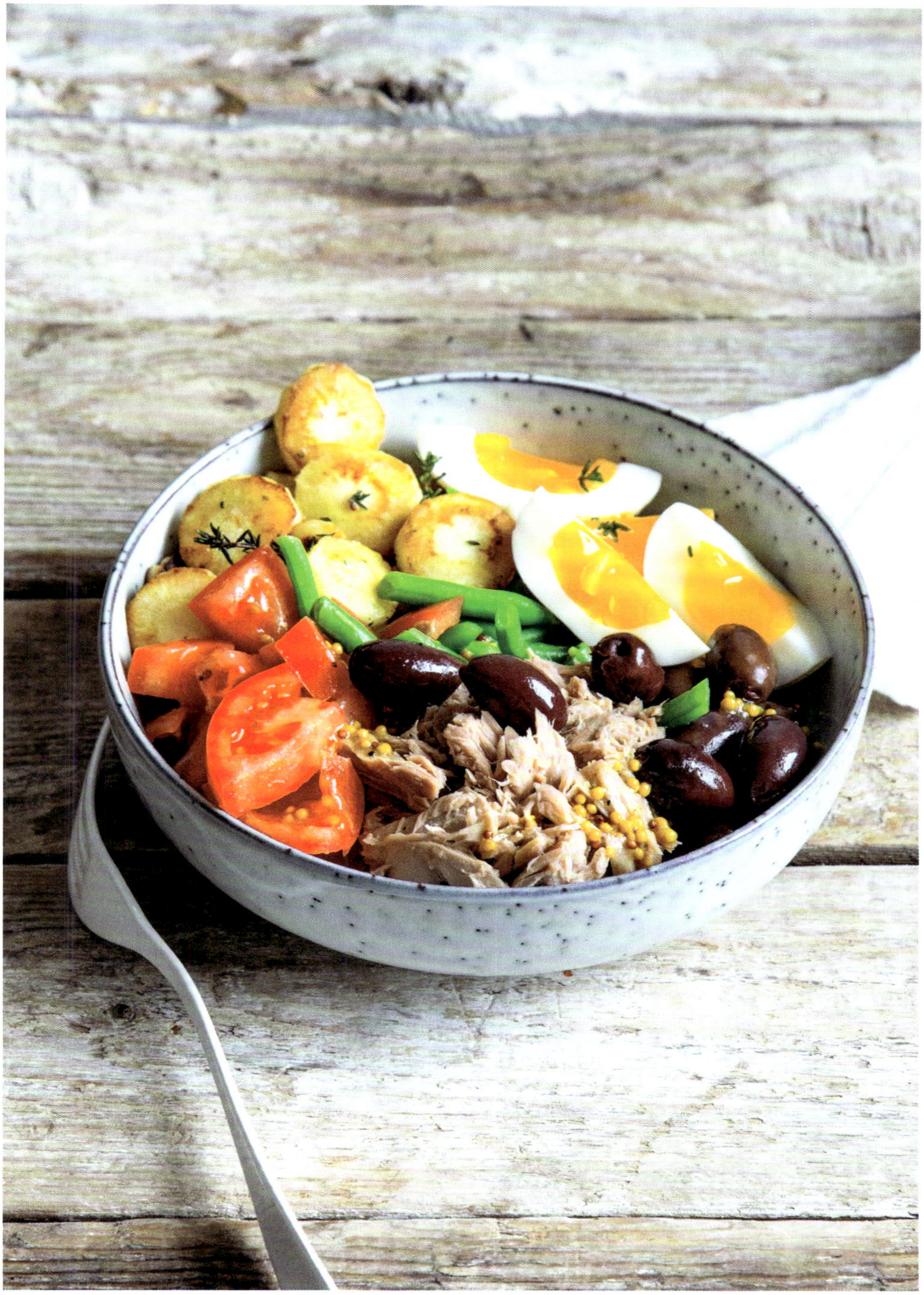

Möhren-Vollkornspaghetti mit Kichererbsen-Sugo

Zubereitung:
ca. 30 Minuten

Für 2 Personen
300 g Möhren
80 g Vollkornspaghetti
Salz
1 Zwiebel
1 EL Olivenöl
½ TL gemahlener Kreuzkümmel
1 TL Ras el Hanout
(arab. Gewürzmischung;
ersatzweise Garam Masala
oder Currypulver)
1 Dose stückige Tomaten (400 g)
1 kleine Dose Kichererbsen
(ca. 125 g Abtropfgewicht)
2 EL Mandeln
2 EL gehackte Petersilie
(ersatzweise Koriandergrün)
Pfeffer aus der Mühle

Pro Portion: ca. 440 kcal,
18 g EW, 14 g F, 51 g KH

Die Möhren putzen, schälen und mit dem Spiralschneider in Gemüsespaghetti schneiden. Die Vollkornspaghetti in reichlich kochendem Salzwasser nach Packungsanweisung bissfest garen.

Währenddessen die Zwiebel schälen und in feine Würfel schneiden. Das Öl in einer Pfanne erhitzen und die Zwiebelwürfel darin andünsten. Kreuzkümmel und Ras el Hanout hinzufügen und etwa 1 Minute mitbraten. (Wer will, gibt noch 1 TL Harissa-Pulver oder 1 EL Tomatenmark dazu.)

Die stückigen Tomaten dazugießen, die Sauce aufkochen und offen bei schwacher bis mittlerer Hitze noch etwa 10 Minuten köcheln lassen.

Die Kichererbsen in einem Sieb abbrausen und abtropfen lassen. Die Mandeln in einer Pfanne ohne Fett anrösten, herausnehmen und abkühlen lassen, dann grob hacken und mit der Petersilie mischen. Die Kichererbsen und Möhrenspaghetti unter die Tomatensauce rühren.

Die Vollkornspaghetti in ein Sieb abgießen und kurz abtropfen lassen, danach ebenfalls mit in die Tomatensauce geben. Alles noch 3 bis 4 Minuten köcheln lassen, bis auch die Möhrenspaghetti bissfest sind.

Zum Servieren die Pasta mit Salz und Pfeffer abschmecken, auf Teller verteilen und mit dem Mandel-Petersilien-Mix bestreuen.

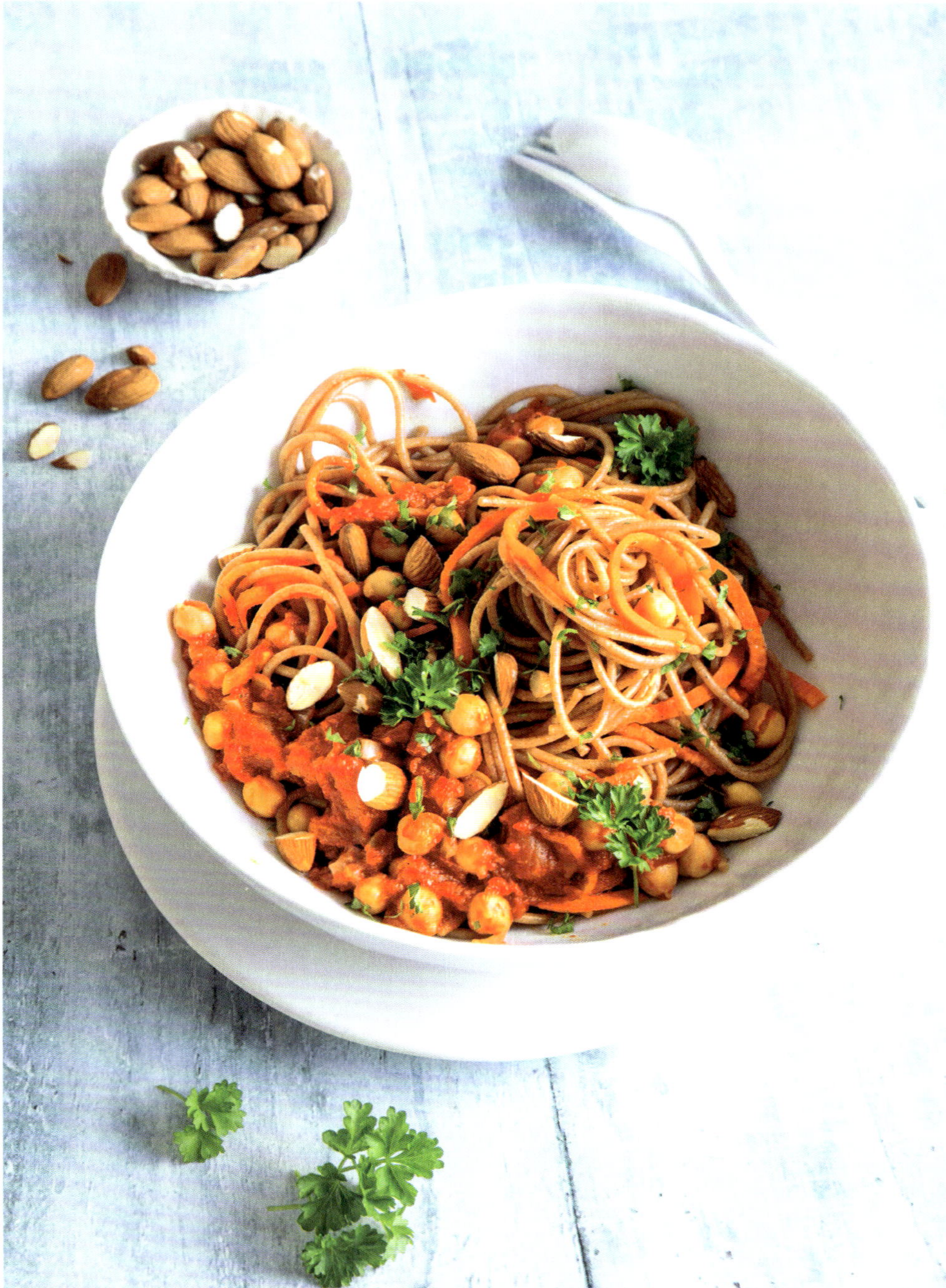

Gemüse-Puten-Pfanne mit Mandeln

Zubereitung:
ca. 35 Minuten

Für 2 Personen
300 g Putenbrustfilet
200 g Brokkoli
je 1 kleine rote und gelbe Paprikaschote
125 g kleine Kräuterseitlinge (ersatzweise Champignons)
150 g kleine Strauchtomaten
1 rote Zwiebel
1 rote Peperoni (Pfefferschote)
30 g Mandeln
3 EL Olivenöl
Salz, Pfeffer aus der Mühle
1 TL Tomatenmark
125 ml Gemüsebrühe
200 g stückige Tomaten (aus der Dose)
1 TL getrocknete ital. Kräuter
2 EL gehacktes Basilikum

Pro Portion: ca. 540 kcal, 49 g EW, 27 g F, 17 g KH

Putenfilet waschen, trocken tupfen und in etwa 2 cm große Stücke schneiden. Brokkoli waschen, putzen und in Röschen teilen, die Stiele schälen und würfeln. Paprika halbieren, putzen, waschen und in etwa 1½ cm große Stücke schneiden. Die Pilze putzen und grob in Stücke schneiden. Tomaten waschen, vom Stielansatz befreien und in Spalten teilen. Zwiebel schälen und klein würfeln. Pfefferschote längs aufschneiden, putzen, waschen und in feine Würfel schneiden.

Mandeln grob hacken, in einer Pfanne ohne Fett bei mittlerer Hitze etwa 5 Minuten rösten. Herausnehmen und beiseitestellen.

In einer großen beschichteten Pfanne 2 EL Öl erhitzen. Das Putenfleisch darin bei starker Hitze unter Wenden rundum 2 bis 3 Minuten anbraten, salzen und pfeffern. Paprika, Brokkoli, Pilze, Zwiebel und Pfefferschote mit dem übrigen Öl dazugeben und bei mittlerer Hitze etwa 4 Minuten braten. Tomatenmark dazugeben, etwa 2 Minuten mitbraten. Tomaten, Brühe, stückige Tomaten und Kräuter hinzufügen. Alles kurz aufkochen, dann offen etwa 4 Minuten köcheln lassen. Wieder salzen und pfeffern.

Puten-Gemüse-Pfanne anrichten und mit Mandeln und gehacktem Basilikum bestreut servieren. Dazu passt pro Portion 1 Scheibe Vollkornbrot oder Naturreis.

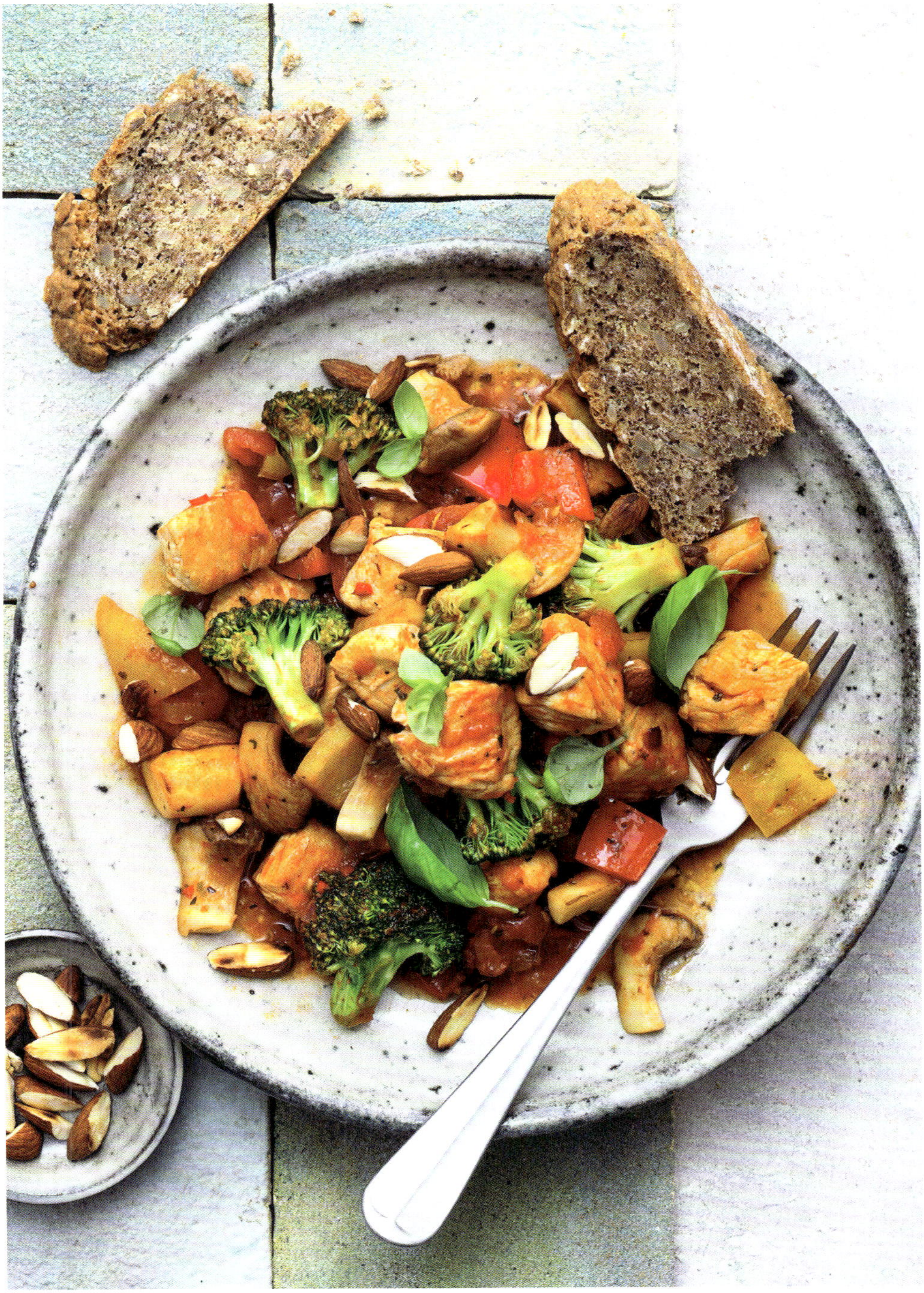

Hähnchen-Kokos-Curry mit Kichererbsen

Zubereitung:
ca. 35 Minuten

Für 2 Personen
20 g Cashewkerne
3 Frühlingszwiebeln
10 g Ingwer
250 g Brokkoli
1 Hähnchenbrustfilet (ca. 200 g)
1 Glas Kichererbsen (125 g Abtropfgewicht)
1 EL helles Sesamöl
1 ½ EL gelbe Thai-Currypaste (ca. 30 g)
200 g Kokosmilch
300 ml glutenfreie Gemüsebrühe
Salz und Pfeffer
1 EL Limettensaft

Pro Portion: ca. 630 kcal,
37 g EW, 40 g F, 56 g KH

Die Cashewkerne grob hacken und in einer kleinen Pfanne ohne Fett hell anrösten. Herausnehmen und abkühlen lassen.

Frühlingszwiebeln putzen, waschen und das Weiße und Hellgrüne separat in dünne Ringe schneiden. Ingwer schälen und fein würfeln. Brokkoli putzen, waschen und in Röschen teilen, die Stiele schälen und klein würfeln. Fleisch waschen, trocken tupfen und quer in etwa ½ cm dünne Scheiben schneiden. Kichererbsen in einem Sieb abbrausen und abtropfen lassen.

In einem Topf das Öl erhitzen und die weißen Frühlingszwiebeln und den Ingwer darin bei mittlerer Hitze etwa 3 Minuten andünsten. Die Currypaste dazugeben und unter Rühren kurz mitdünsten. Kokosmilch und Brühe dazugießen, alles einmal aufkochen und offen bei mittlerer Hitze etwa 5 Minuten garen.

Hähnchenfleisch hinzufügen. Mit geschlossenem Deckel etwa 5 Minuten mitgaren. Brokkoli und Kichererbsen hinzufügen, nochmals aufkochen, mit geschlossenem Deckel etwa 3 Minuten garen. Mit Salz, Pfeffer und Limettensaft abschmecken.

Zum Servieren das Curry auf Schalen oder tiefe Teller verteilen und mit den grünen Frühlingszwiebeln und den Cashewkernen bestreuen. Dazu passt pro Person noch etwa 50 g Vollkorn-Basmatireis (roh gewogen).

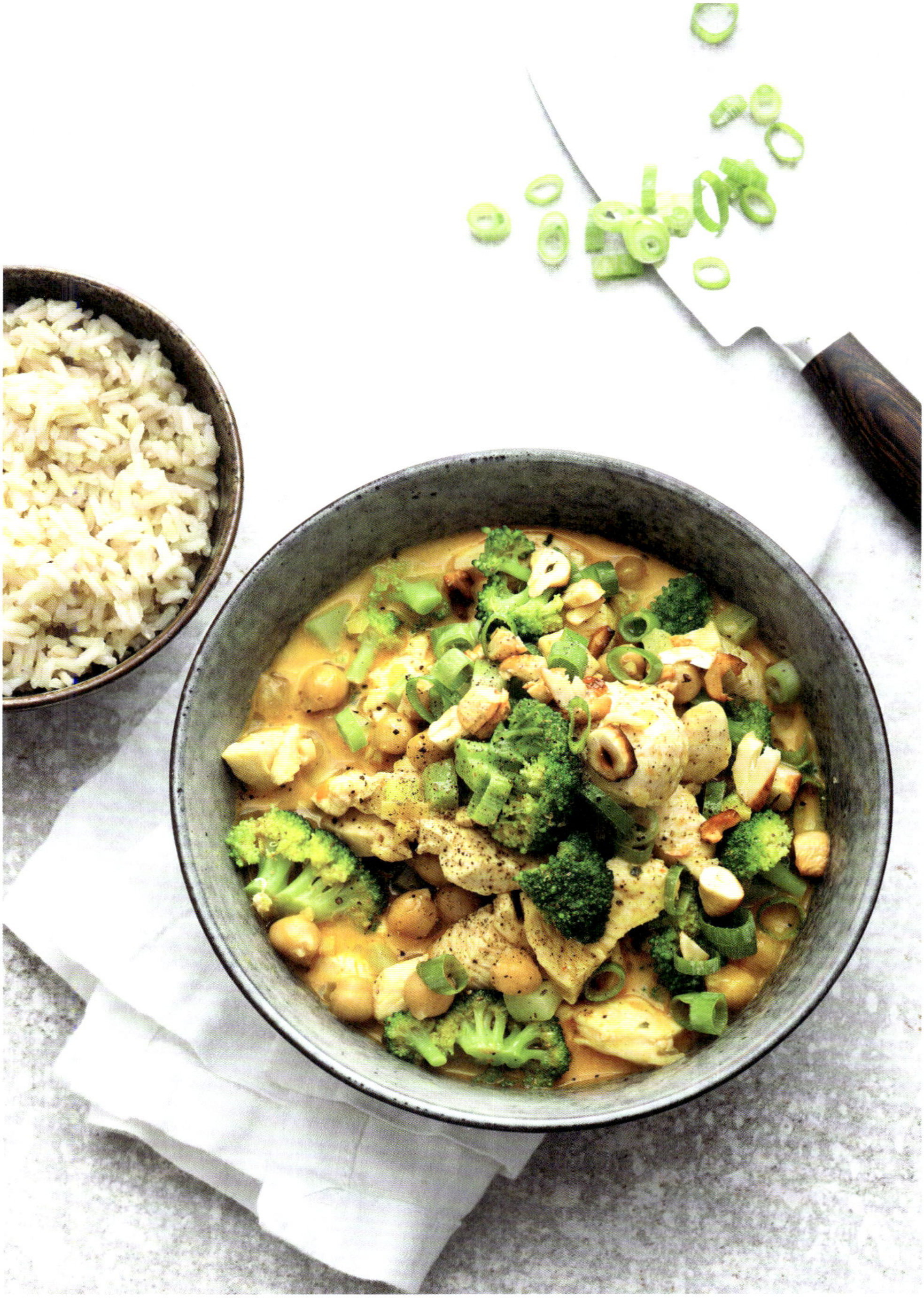

Zucchini-Pasta mit Ziegenkäse

Zubereitung:
ca. 30 Minuten

Für 2 Personen
120 g Spaghetti
Salz
2 EL Pinienkerne
1 grüne Zucchini (ca. 350 g)
1 gelbe Zucchini (ca. 350 g)
1 Bio-Zitrone
1 Knoblauchzehe
2 EL Olivenöl
1 TL flüssiger Honig
Pfeffer aus der Mühle
3 Stiele Basilikum
100 g Ziegenfrischkäse
(mind. 45 % Fett i. Tr.)

Pro Portion: ca. 540 kcal,
21 g EW, 23 g F, 56 g KH

Die Spaghetti in reichlich kochendem Salzwasser nach Packungsanweisung bissfest garen. Die Pinienkerne in einer Pfanne ohne Fett bei mittlerer Hitze hellbraun anrösten, beiseitestellen.

Die Zucchini waschen, putzen und mit dem Spiralschneider in spaghettifeine Streifen schneiden. Die Zitrone heiß waschen, abtrocknen, die Schale fein abreiben und den Saft auspressen. Den Knoblauch schälen und fein würfeln.

Das Öl in einer großen beschichteten Pfanne erhitzen, die Zucchinistreifen darin bei mittlerer Hitze 2 bis 3 Minuten anbraten. Knoblauch dazugeben, kurz mitbraten. Die Pasta abgießen, abtropfen lassen, dabei 125 ml Kochwasser auffangen. Kochwasser mit Zitronensaft und -schale sowie Honig verrühren, in die Pfanne gießen. Nudeln dazugeben und mit den Zucchini mischen. Mit Salz und Pfeffer abschmecken, 2 bis 3 Minuten bei schwacher Hitze ziehen lassen.

Inzwischen das Basilikum abbrausen, trocken schütteln und die Blätter von den Stielen zupfen. Die Zucchini-Nudeln in tiefen Tellern anrichten, den Ziegenkäse in Flöckchen daraufgeben. Mit Pfeffer und Pinienkernen bestreuen. Mit Basilikum garniert servieren.

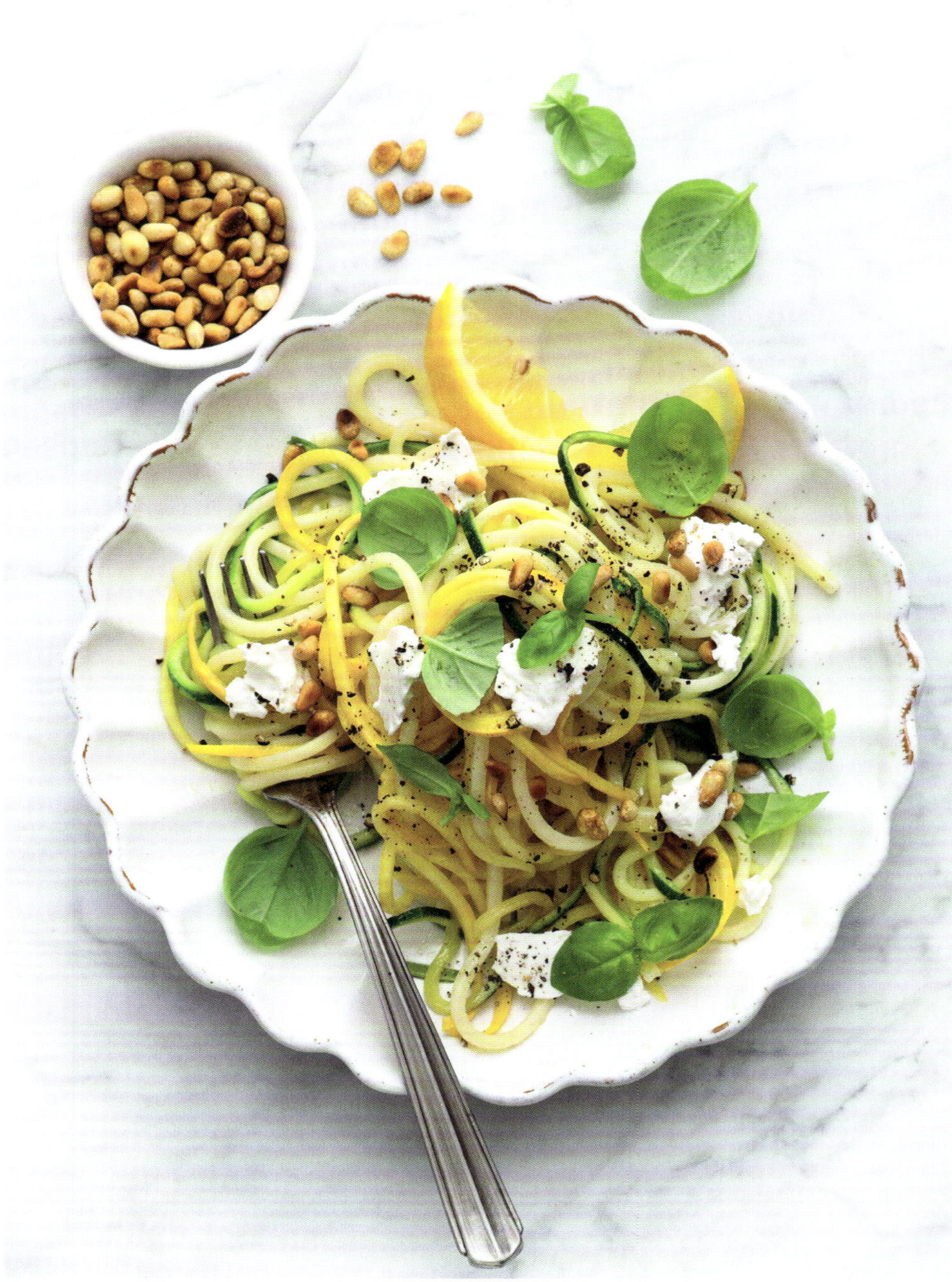

DOC ESSERS GROSSE ATEMSCHULE

Atmen – das ist doch selbstverständlich, oder? Unser Körper erledigt das von alleine, ohne dass wir darüber nachdenken müssen. Doch genau hier liegt das Problem: Die meisten Menschen atmen ineffizient, zu flach oder zu hektisch. Dabei kann eine bewusste, tiefe Atmung einen enormen Einfluss auf unsere Gesundheit haben – von der Herz-Kreislauf-Funktion über das Nervensystem bis hin zu unserer mentalen Verfassung.

Besonders für Menschen mit Herzinsuffizienz oder Atemwegserkrankungen kann die richtige Atemtechnik zu einer besseren Sauerstoffversorgung führen und Symptome wie Luftnot deutlich lindern. Eine kürzlich veröffentlichte Studie in „The Lancet" zeigt, dass gezielte Atemübungen bei Patienten mit Herzschwäche zu einer signifikanten Reduktion der Atemnot führten. Das ist ein Weckruf: Richtiges Atmen ist eine echte Gesundheitsstrategie!

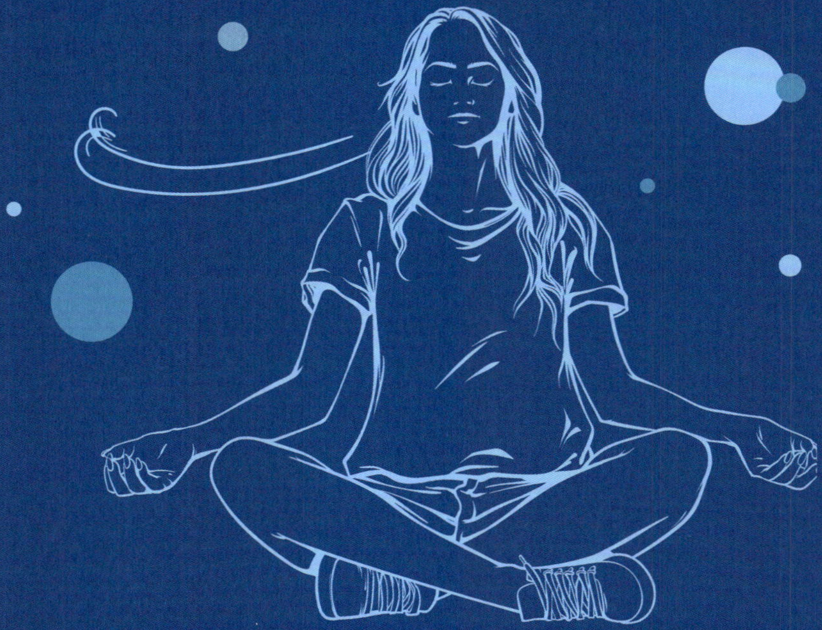

Die Lancet-Studie: Atemtraining bei Herzschwäche

Eine in „The Lancet" veröffentlichte Studie hat untersucht, welchen Effekt gezieltes Atemtraining auf Patienten mit Herzinsuffizienz hat. Das Ergebnis ist wirklich erstaunlich, denn Patienten, die regelmäßig Atemübungen durchführten, hatten signifikant weniger Atemnot und eine bessere Belastbarkeit. Dazu kam, dass ihre Herzfrequenz gesünder variierte und viele Patienten über eine höhere Lebensqualität und weniger Erschöpfung berichteten.

Diese Erkenntnisse zeigen, dass Atemübungen nicht nur „Esoterik" sind, sondern eine wissenschaftlich belegte Methode, um das Wohlbefinden und die Gesundheit zu verbessern!

Was ist die Atemmuskulatur?

Unsere Atmung wird durch ein komplexes Zusammenspiel verschiedener Muskeln ermöglicht, die gemeinsam als Atemmuskulatur bezeichnet werden. Diese lässt sich in die primäre Atemmuskulatur und Atemhilfsmuskulatur unterteilen.

Primäre Atemmuskulatur:
Zwerchfell (Diaphragma): Der wichtigste Atemmuskel. Es handelt sich um eine kuppelförmige Muskel-Sehnen-Platte, die die Brusthöhle vom Bauchraum trennt. Bei der Einatmung kontrahiert das Zwerchfell, senkt sich ab und erweitert den Brustraum, wodurch Luft in die Lungen strömt.

Äußere Zwischenrippenmuskeln (Musculi intercostales externi): Diese Muskeln befinden sich zwischen den Rippen und heben den Brustkorb während der Einatmung an, was das Lungenvolumen vergrößert.

Atemhilfsmuskulatur:
Innere Zwischenrippenmuskeln (Musculi intercostales interni): Sie unterstützen die Ausatmung, indem sie den Brustkorb senken und somit das Lungenvolumen verkleinern.

Weitere Muskeln: Bei verstärkter Atmung oder körperlicher Anstrengung werden zusätzliche Muskeln aktiviert, darunter der Musculus sternocleidomastoideus (Kopfwender), die Musculi scaleni (Treppenmuskeln) und der Musculus pectoralis minor (kleiner Brustmuskel). Diese unterstützen die Hebung des Brustkorbs und erleichtern so die Atmung.

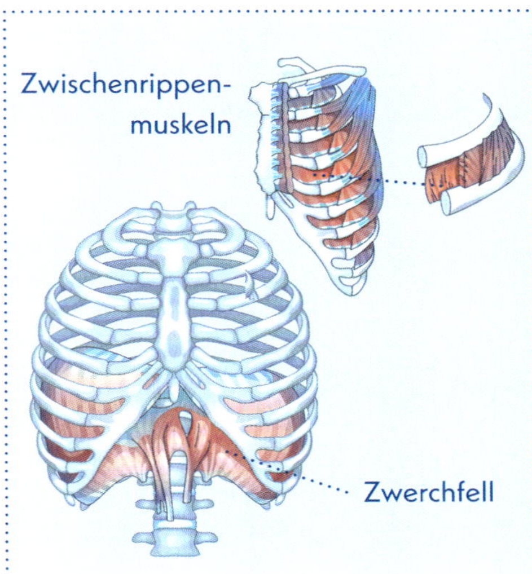

Wie funktioniert die Atmung?

Die Atmung besteht aus zwei Hauptphasen:

- Einatmung (Inspiration):
  Das Zwerchfell kontrahiert und senkt sich, die äußeren Zwischenrippenmuskeln heben den Brustkorb an. Dadurch vergrößert sich das Volumen des Brustkorbs und Luft strömt in die Lungen.
- Ausatmung (Exspiration):
  In Ruhe erfolgt die Ausatmung passiv. Das Zwerchfell und die äußeren Zwischenrippenmuskeln entspannen sich, der Brustkorb senkt sich und die elastischen Fasern der Lunge ziehen sich zusammen, wodurch die Luft aus den Lungen entweicht. Bei forcierter Ausatmung, etwa beim Sprechen oder Husten, unterstützen die inneren Zwischenrippenmuskeln und die Bauchmuskulatur diesen Prozess.

Atmungsmechanismus

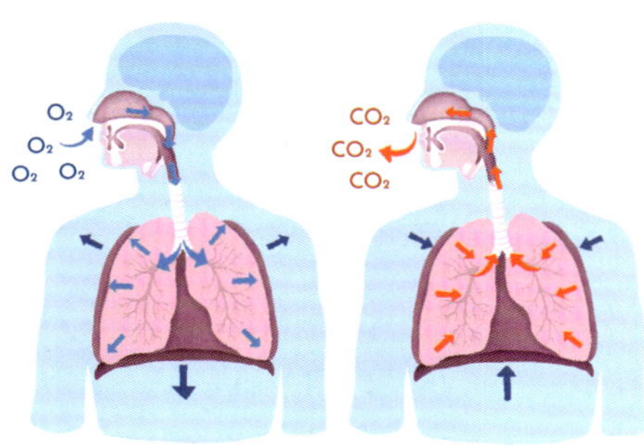

Inspiration (Einatmung)

Exspiration (Ausatmung)

Atmen Sie ruhig mal durch die Nase

Zunächst stellt sich die Frage, ob es einen großen Unterschied macht, ob Sie durch den Mund oder die Nase einatmen. Und ja: Es macht einen großen Unterschied.

Die Vorteile der Nasenatmung:
Unsere Nase fungiert als natürlicher Filter. Die feinen Nasenhärchen und die feuchte Schleimhaut fangen Schmutzpartikel, Staub und Krankheitserreger ab, bevor sie in die tieferen Atemwege gelangen. Dadurch wird die Lunge vor potenziellen Schadstoffen geschützt.

Beim Einatmen durch die Nase wird die Luft erwärmt und befeuchtet. Dies schützt die empfindlichen Strukturen der unteren Atemwege vor Austrocknung und Kälte, was besonders in den Wintermonaten von Vorteil ist.

In den Nasennebenhöhlen wird Stickstoffmonoxid (NO) produziert, das nur durch Nasenatmung in die Lungen gelangt. NO erweitert die Blutgefäße und verbessert die Durchblutung der Lungenbläschen, was die Sauerstoffaufnahme ins Blut erhöht. Dies kann die körperliche und geistige Leistungsfähigkeit steigern.

Die Nasenschleimhaut beherbergt Immunzellen, die das Eindringen von Viren und Bakterien verhindern. Zusätzlich ermöglicht der Geruchssinn das Erkennen von verdorbener Nahrung oder gefährlichen Substanzen.

Die Nasenatmung unterstützt eine tiefere und langsamere Atmung, was den Gasaustausch in den Lungen optimiert und zur Beruhigung des Nervensystems beiträgt. Dies kann Stress reduzieren und die Entspannung fördern.

Mein Fazit: Die Nasenatmung bietet zahlreiche gesundheitliche Vorteile. Sie schützt unsere Atemwege, verbessert die Sauerstoffversorgung und unterstützt das Immunsystem. Jeder sollte sich also bemühen, bewusst durch die Nase zu atmen und die Mundatmung auf ein Minimum zu reduzieren.

Die zwei Hauptformen der Atmung:

1. **Brustatmung (flache Atmung):**
   Diese ist oft ineffizient, weil sie nur die oberen Lungenspitzen erreicht. Sie tritt bei Stress oder in hektischen Situationen auf und kann langfristig zu Verspannungen und Sauerstoffmangel führen.

2. **Bauchatmung (Zwerchfellatmung):**
   Hier wird das Zwerchfell aktiv genutzt, was für eine tiefere und effizientere Sauerstoffaufnahme sorgt. Diese Atmung aktiviert zudem den parasympathischen Teil unseres Nervensystems, der für Entspannung und Regeneration zuständig ist.

Eine richtige, tiefe Bauchatmung kann also die Lungenfunktion optimieren und für eine bessere Sauerstoffversorgung sorgen.

Welche positiven Auswirkungen hat eine bewusste Atmung?
Die Vorteile der richtigen Atmung sind wissenschaftlich belegt und betreffen fast alle Körperbereiche:

- Mehr Sauerstoff für den Körper:
  Eine tiefe Atmung verbessert die Sauerstoffaufnahme und steigert so die Energieproduktion in den Zellen. Dies ist besonders wichtig für Menschen mit Herzinsuffizienz oder Lungenerkrankungen. Aber auch für Sportler und Menschen mit chronischer Müdigkeit spielt es eine bedeutende Rolle.
- Stressreduktion und Entspannung:
  Eine bewusste, tiefe Atmung aktiviert den parasympathischen Nerv. Dieser sorgt für Entspannung, Regeneration und Stressabbau im Körper. In stressigen Situationen atmen wir oft flach und schnell – das signalisiert dem Körper „Gefahr!". Eine tiefe Atmung gibt stattdessen das Signal: „Alles in Ordnung!" Studien zeigen, dass regelmäßige Atemübungen den Cortisolspiegel (Stresshormon) senken können.
- Verbesserte Lungenfunktion und Atemmuskulatur:
  Wer regelmäßig bewusst atmet, trainiert sein Zwerchfell und verbessert damit die Belüftung der Lungen. Dies ist besonders wichtig für Menschen, die an COPD oder Asthma leiden, aber auch für gesunde Menschen zur Prävention. Eine gut trainierte Atemmuskulatur hilft, Atemnot zu vermeiden.

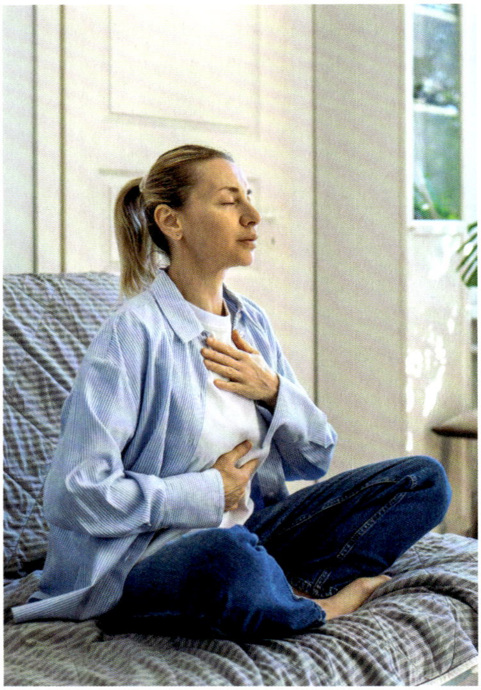

- Unterstützung des Herz-Kreislauf-Systems:
  Eine tiefere Atmung kann den Blutdruck senken und das Herz entlasten. Ein besserer Gasaustausch sorgt für weniger Kohlendioxid im Blut, was die Gefäße entspannt.
- Verbesserte mentale Leistungsfähigkeit:
  Sauerstoff ist essenziell für das Gehirn. Eine tiefe Atmung sorgt für eine bessere Konzentration, geistige Klarheit und mehr Energie. Zudem unterstützt ausreichend Sauerstoff die Stimmung und reduziert Stresssymptome. Das Gehirn arbeitet effizienter und das Risiko für kognitive Einschränkungen im Alter kann gesenkt werden.

Das vegetative Nervensystem – warum die richtige Atmung so wichtig ist

Was hat die Atmung mit dem vegetativen Nervensystem zu tun? Und was ist das vegetative Nervensystem überhaupt? Es arbeitet autonom, ohne dass wir es bewusst steuern müssen, und regelt so ziemlich alles, was uns am Leben hält: Herzschlag, Atmung, Verdauung, Blutdruck, Stressreaktionen und vieles mehr. Doch viele Menschen haben ein Problem: Ihr vegetatives Nervensystem ist aus der Balance – mit fatalen Folgen für Körper und Geist.

Die Steuerzentrale unseres Körpers

Unser vegetatives Nervensystem besteht aus zwei großen Gegenspielern:

1. **Sympathikus – der Dauerstress-Modus**
   Der Sympathikus, unser inneres Notfallprogramm, wird aktiviert, wenn Gefahr droht, um uns in die Lage zu versetzen, blitzschnell zu reagieren. Er sorgt dafür, dass sich die Herzfrequenz erhöht, die Muskeln anspannen und die Atemfrequenz steigt – wir sind dann kampf- oder fluchtbereit. Problematisch wird es jedoch, wenn dieser Modus permanent aktiviert bleibt.

Genau das ist heutzutage bei vielen Menschen der Fall. Stress im Job, ständige Erreichbarkeit, Sorgen und Termindruck halten den Körper in einer Dauerstressreaktion. In diesem Zustand bleibt der Blutdruck dauerhaft hoch, was langfristig zu gesundheitlichen Problemen führen kann. Zudem wird die Verdauung gehemmt, was sich in Beschwerden wie Reizdarm oder Magenschmerzen äußern kann. Auch die Muskulatur ist ständig angespannt und führt häufig zu Rücken- und Nackenproblemen. Darüber hinaus verändert sich die Atmung: Sie wird flach, schnell und ineffizient, was das allgemeine Wohlbefinden zusätzlich beeinträchtigt. Es ist daher essenziell, Wege zu finden, um diesen Dauerstress abzubauen und den Körper wieder in einen entspannten Zustand zu versetzen.

2. **Parasympathikus – die innere Bremse für Erholung**
   Der Parasympathikus fungiert als innere Bremse für Erholung, Entspannung, Regeneration und Heilung. Wenn er aktiv ist, sinken Herzfrequenz und Blutdruck, die Verdauung funktioniert besser und die Muskeln entspannen sich – der Körper hat die Möglichkeit, Energie aufzuladen. Das Problem liegt jedoch darin, dass viele Menschen einen überaktiven Sympathikus haben, während der Parasympathikus kaum noch zur Geltung kommt.

Hier kommt die Atmung ins Spiel. Wenn wir uns in einem sympathisch-dominanten Zustand befinden, atmen wir unbewusst schneller, flacher und oft nur in den Brustkorb. Dies signalisiert dem Gehirn, dass Gefahr droht, was den Stress zusätzlich verstärkt. Flache Atmung bedeutet eine reduzierte Sauerstoffversorgung, die Lungen arbeiten ineffizient und Kohlendioxid wird nicht optimal abgeatmet, was dazu führt, dass der Körper in Alarmbereitschaft bleibt.

Die Lösung liegt in der bewussten, tiefen Bauchatmung. Durch entschleunigte Atmung können wir aktiv den Parasympathikus stärken und den Sympathikus herunterfahren. Wer das regelmäßig übt, hat die Möglichkeit, den Dauerstress-Modus zu durchbrechen und dem Körper beizubringen, schneller in die Regeneration zu wechseln. Dies fördert nicht nur das allgemeine Wohlbefinden, sondern unterstützt auch die körperliche und seelische Gesundheit auf nachhaltige Weise.

Waldbaden – Erholung für Nerven und Atmung

Jetzt wird's spannend! Waldbaden, auch bekannt als Shinrin-Yoku – stammt aus Japan und bedeutet „Eintauchen in die Waldatmosphäre" –, ist eine der besten Methoden, um den Parasympathikus zu aktivieren. Und dabei spielt die Atmung eine Schlüsselrolle, die Sie nicht unterschätzen sollten! Stellen Sie sich vor, Sie verbringen nur 20 bis 30 Minuten im Wald und merken, wie sich Ihr Stresspegel erheblich senkt. Studien belegen, dass sich bereits nach dieser kurzen Zeit messbare positive Effekte auf Ihr vegetatives Nervensystem zeigen: Das Stresshormon Cortisol sinkt, der Blutdruck normalisiert sich, der Parasympathikus wird aktiver und Ihr Immunsystem erhält einen ordentlichen Schub.

Aber warum ist das so? Zunächst einmal ist der Sauerstoff im Wald nicht nur frisch, sondern auch rein. Die Atemluft ist voller negativ geladener Ionen, die nachweislich eine beruhigende Wirkung auf das Nervensystem haben. Atmen Sie wie ein Champion – und das mitten in der Natur! Außerdem haben die Düfte der Bäume, insbesondere von Kiefern und Fichten, einen besonderen Effekt auf Ihr Wohlbefinden. Diese Bäume geben Terpene ab – ätherische Öle –, die nicht nur entspannend wirken, sondern auch Ihr Immunsystem stärken. Wer könnte da schon widerstehen?

Und das ist noch nicht alles! Das natürliche Grün und die beruhigende Geräuschkulisse im Wald sind Balsam für die Seele. Die sanften Bewegungen der Blätter, das Rauschen des Windes und das fröhliche Gezwitscher der Vögel stimulieren das parasympathische Nervensystem und lassen Ihr Gehirn zur Ruhe kommen. Also schnappen Sie sich Ihre Schuhe und machen Sie sich auf in den Wald! Lassen Sie sich von der Natur umarmen und erleben Sie, wie sich Ihr Körper und Geist revitalisieren, während Sie auf der perfekten Welle der Erholung surfen. Waldbaden ist die ideale Kombination für Nervensystem und Atmung – Sie werden es lieben!

Warum ist die Atmung dabei so wichtig?
Wenn wir im Wald sind, haben wir die perfekte Umgebung, um bewusst tief durchzuatmen. Wer beim Waldbaden bewusst die Bauchatmung einsetzt, verstärkt die positiven Effekte noch einmal massiv.

Übung fürs Waldbaden:

1. Finden Sie einen ruhigen Platz im Wald.
2. Stehen Sie oder setzen Sie sich entspannt hin.
3. Atmen Sie langsam und tief durch die Nase ein, spüren Sie, wie sich der Bauch hebt.
4. Atmen Sie langsam und kontrolliert durch den Mund wieder aus.
5. Schließen Sie die Augen und konzentrieren Sie sich auf die Geräusche der Natur.
6. Machen Sie das für 5 bis 10 Minuten – Sie werden sofort merken, wie sich Ihr Körper entspannt!

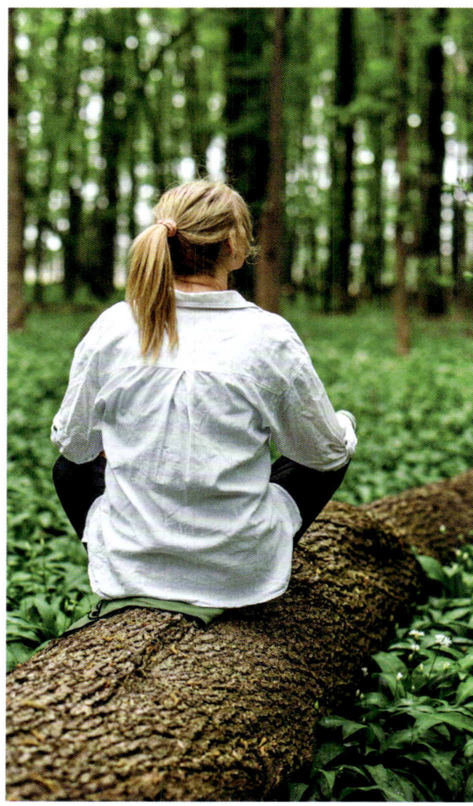

Was unsere Lunge stark macht

Um die Lunge kräftig und leistungsfähig zu halten, bedarf es einer ganzheitlichen Betrachtungsweise. Diese umfasst nicht nur die bemerkenswerte Regenerationsfähigkeit des Lungengewebes, sondern auch präventive Strategien wie Lungensport, Atemschulungen, eine ausgewogene Ernährung und gesunde Lebensgewohnheiten.

Eine bewusste Lebensweise, die regelmäßige körperliche Aktivität, Atemübungen und eine nährstoffreiche Ernährung einschließt, kann das Immunsystem stärken und die Lunge widerstandsfähiger gegen Krankheiten machen. Tauchen wir nun also gemeinsam ein in die Welt der Atemgesundheit und entdecken, wie wir unsere Lunge stark machen können!

Wie regeneriert sich die Lunge?

Um die Regenerationsmechanismen der Lunge besser zu verstehen, müssen wir uns in die komplexen biologischen Prozesse vertiefen, die hinter ihrer Fähigkeit zur Heilung stecken. Die Lunge besteht aus einer Vielzahl spezialisierter Zelltypen, darunter Alveolarzellen, Bronchialepithelzellen und Immunzellen. Diese Zellarten spielen nicht nur eine Rolle in der Atemfunktion, sondern auch in der Reparatur und Regeneration des Lungengerüsts. Wenn die Lunge geschädigt wird, beispielsweise durch Rauchen, Luftverschmutzung oder Virusinfektionen, setzen diese Zellen eine Kaskade von Reparaturmechanismen in Gang, die darauf abzielen, beschädigtes Gewebe zu regenerieren und die Funktion wiederherzustellen.

Allerdings ist die Regenerationsfähigkeit der Lunge nicht unbegrenzt. Chronische Schäden, wie sie bei einer COPD (chronisch obstruktive Lungenerkrankung) oder bei lang anhaltendem Zigarettenkonsum auftreten, können die natürliche Heilungsfähigkeit der Lunge erheblich beeinträchtigen. In solchen Fällen ergaben Studien, dass inflammatorische Prozesse und der Verlust von regenerativen Zellpopulationen die Rückbildung von Lungengewebe erschweren. Diese Prozesse möchte ich Ihnen genauer erklären.

Wenn die Lunge durch Infektionen (z. B. Viren oder Bakterien) oder Zigarettenrauch geschädigt wird, muss das Organ auf verschiedene Weise neue Zellen bilden. Zunächst kommen gesunde, unbeschädigte Zellen ins Spiel. Diese Zellen proliferieren durch Teilung, um die verletzten Zellen zu ersetzen und so die Funktion der Lunge wiederherzustellen.

Neben der Zellteilung greift der Körper auch auf Stammzellen zurück, die eine entscheidende Rolle in diesem Regenerationsprozess spielen indem sie als Reservoir für neue Zellen fungieren, die notwendig sind, um beschädigtes oder geschädigtes Lungengewebe zu ersetzen.

Es gibt verschiedene Arten von Stammzellen in der Lunge, darunter die alveolären Stammzellen und die bronchialen Stammzellen, die jeweils spezifische Funktionen in der Reparatur und Erneuerung der Atemwege und der Lungenbläschen (Alveolen) übernehmen.

Zellteilung und Differenzierung

Stammzellen haben die einzigartige Fähigkeit, sich durch Teilung zu vermehren und dabei spezialisierte Zelltypen hervorzubringen. Wenn die Lunge verletzt wird, beispielsweise durch Infektionen, Entzündungen oder Schadstoffeinwirkungen, aktivieren sich diese Stammzellen. Sie proliferieren und differenzieren sich in die spezifischen Zellen, die benötigt werden, um das geschädigte Gewebe wiederherzustellen, wie etwa Pneumozyten in den Alveolen oder Epithelzellen in den Atemwegen.

Reaktion auf Verletzungen

Im Falle einer Schädigung durch Krankheitserreger oder toxische Substanzen wird ein Entzündungsprozess im Körper ausgelöst. Dieser Prozess schafft schließlich ein Umfeld, in dem Stammzellen mobilisiert werden. Diese Zellen wandern in das geschädigte Gewebe ein, um dort schnellstmöglich mit der Reparatur zu beginnen. Die Signale, die von entzündeten Geweben ausgehen, fördern das Wachstum sowie die Differenzierung der Stammzellen.

Regulation durch Mikroumgebung

Die Effektivität der Stammzellen bei der Regeneration hängt auch von der Mikroumgebung ab, in der sie sich befinden. Faktoren wie beispielsweise das Vorhandensein von Wachstumsfaktoren, die extrazelluläre Matrix (EZM) und die Interaktion mit anderen Zelltypen spielen eine entscheidende Rolle für die Überlebensfähigkeit und Funktionalität der Stammzellen. Eine gesunde Umgebung spielt eine wichtige Rolle, um optimale Bedingungen für die Regeneration zu schaffen.

Einschränkungen und Herausforderungen

Obwohl Stammzellen eine wichtige Rolle in der Lungenregeneration spielen, ist ihre Fähigkeit zur Heilung oft eingeschränkt, insbesondere in Fällen von chronischen Lungenerkrankungen wie COPD oder Asthma. In solchen Szenarien können die Mikroumgebung und die entzündlichen Prozesse so verändert sein, dass die regenerative Kapazität der Stammzellen beeinträchtigt wird. Zudem können auch genetische Faktoren einen Einfluss darauf haben, wie effektiv diese Zellen bei der Reparation von Geweben sind. Darüber hinaus erschweren strukturelle Schäden in der Lunge die Regeneration. Langfristige Entzündungen können die Stammzellfunktion weiter hemmen.

Der Zell-Turnover und das Remodeling – zwei große Hürden

Diese Prozesse stellen zwei große Hindernisse für die Regeneration der Lunge dar. Bei gesunden Erwachsenen ist die Neubildung von Zellen, auch als Zell-Turnover bezeichnet, relativ gering. Dies führt dazu, dass die Regenerationsprozesse langsam und ineffizient sind, was es der Lunge erschwert, geschädigtes Gewebe effektiv zu reparieren.

Ein weiteres Problem ist das, was wir als Remodeling bezeichnen, ein Prozess, bei dem die Reparaturmechanismen oft fehlgeleitet sind. Anstelle von gesundem Gewebe, das geschädigtes Gewebe ersetzt, kommt es häufig zu schädlichen Umbauten im Lungengewebe. In diesem Fall wird vermehrt Bindegewebe in die Wände der Bronchien eingelagert, was zu einer Verdickung führt. Zudem entwickeln sich schleimbildende Drüsen übermäßig stark, was die Atemwege zusätzlich belastet, und das Muskelgewebe in den Atemwegen wächst unkontrolliert. Diese Veränderungen im Lungengewebe beeinträchtigen langfristig die Lungenfunktion und stellen insbesondere bei Erkrankungen wie COPD ein ernsthaftes Problem dar.

Was sagt die Forschung?

Die Wissenschaft arbeitet mit Hochdruck daran, die Regeneration der Lunge zu verbessern und Remodeling-Prozesse zu verhindern. Zwei Ansätze stehen im Fokus:

- Stammzelltherapien:
  Ziel ist es, Stamm- und Vorläuferzellen so zu programmieren, dass sie größere Schäden im Lungengewebe reparieren können.
  Dabei muss das Zusammenspiel von Signalwegen, Botenstoffen und biochemischen Substanzen besser verstanden werden.
- Reprogrammierung von Körperzellen:
  Bereits ausgereifte Zellen sollen in ihren Stammzellzustand zurückversetzt werden können. So ließen sich neue, gesunde Zelltypen direkt im Labor herstellen.

Hoffnung für die Zukunft

Besonders bei der COPD zeigen zahlreiche Studien, dass Veränderungen in den molekularen Signalwegen der Lunge eine wesentliche Rolle spielen. Diese Veränderungen scheinen die Fähigkeit der Vorläuferzellen zu beeinträchtigen, sich in gesunde, funktionsfähige Lungenzellen zu entwickeln. In gesunden Lungen durchlaufen Vorläuferzellen einen etablierten Prozess der Differenzierung, um das Gewebe zu reparieren und zu regenerieren.

Bei COPD jedoch sorgt eine gestörte Kommunikation innerhalb der Zellen und zwischen den Zellen dafür, dass diese Reparaturprozesse nicht mehr richtig funktionieren. Dies kann zu einer unzureichenden Neubildung von Zellen führen und die bestehende Schädigung des Lungengewebes weiter verschlimmern.

Die Forschung in diesem Bereich ist jedoch vielversprechend. Wissenschaftler und Kliniken arbeiten intensiv daran, die Mechanismen, die zu diesen Veränderungen führen, besser zu verstehen. Dabei werden neue therapeutische Ansätze entwickelt, die darauf abzielen, die Signalwege zu normalisieren und die Regeneration des Lungengewebes zu fördern. Insbesondere die gezielte Reprogrammierung von Zellen und die Anwendung von Stammzelltherapien stehen im Fokus der wissenschaftlichen Bemühungen. Diese innovativen Therapien könnten eines Tages dazu führen, dass geschädigtes Lungengewebe vollständig erneuert und die Funktion der Lunge nachhaltig verbessert werden kann. Letztlich könnte dies nicht nur den Betroffenen helfen, ihre Lebensqualität zurückzugewinnen, sondern auch die Möglichkeit eröffnen, Lungenerkrankungen präventiv zu behandeln, bevor sie zu chronischen Beschwerden führen. In Anbetracht der steigenden Prävalenz von Atemwegserkrankungen wie COPD könnte dies einen bedeutenden Fortschritt in der Medizin darstellen. Die Hoffnung ist, dass eines Tages neue, revolutionäre Behandlungsmethoden entwickelt werden, die es ermöglichen, die Gesundheit der Lunge wiederherzustellen und Patienten ein Leben ohne die Einschränkungen einer chronischen Lungenerkrankung zu ermöglichen.

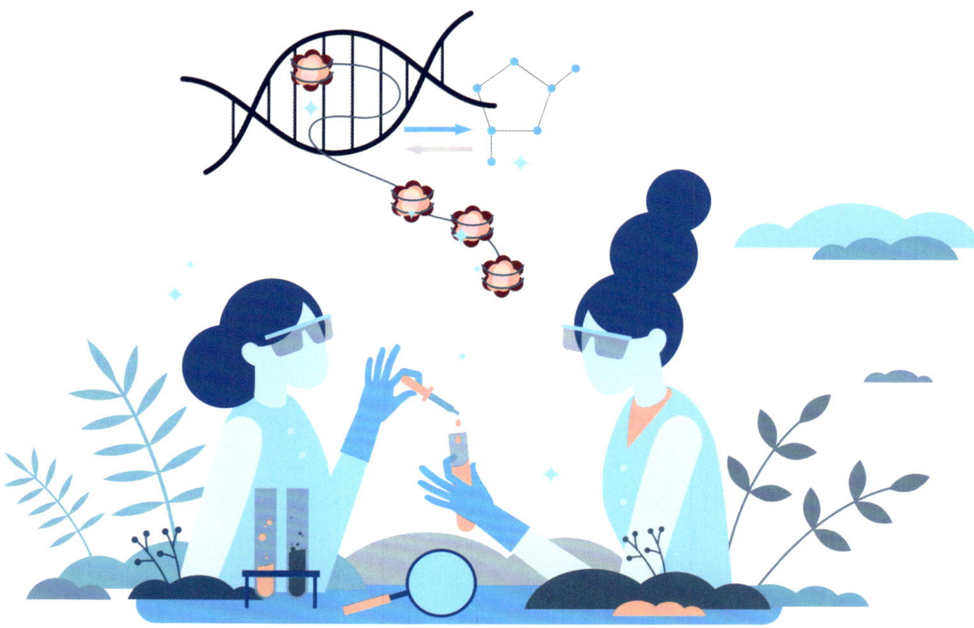

Wie Sie Ihre Lunge mit gezieltem Training kräftigen

Diejenigen, die mich kennen, wissen, dass ich ein absoluter Bewegungsfanatiker bin. Ich trainiere nahezu jeden Tag – meine Motivation entsteht aus dem Wissen, wie gut sich Sport auf meine Gesundheit auswirkt. Aber auch für Patienten mit einer Lungenerkrankung – auch in fortgeschrittenen Stadien – ist „In-Bewegung-Bleiben" ein Muss.

Lungensport spielt eine entscheidende Rolle bei der Behandlung verschiedenster chronischer Lungenerkrankungen wie z. B. COPD (chronisch obstruktive Lungenerkrankung) und Asthma, da er dazu beiträgt, ein häufiges Problem zu überwinden: den Teufelskreis der Atemnot.
Bei Betroffenen führt die Atemnot oft dazu, dass sie körperliche Aktivitäten meiden. Diese Inaktivität kann zu einem Verlust an Kondition und Muskelkraft führen, was jede körperliche Bewegung zusätzlich erschwert und die Atemnot weiter verschärft.

Regelmäßiger Lungensport bricht diesen Kreislauf und bietet zahlreiche Vorteile. Er verbessert die Sauerstoffaufnahme, da die Lunge durch gezieltes Training effizienter arbeitet. Zudem wird die Atemmuskulatur gestärkt. Kräftigere Atemmuskeln erleichtern das Ein- und Ausatmen, was die allgemeine Atemeffizienz verbessert.

Darüber hinaus fördert Lungensport die Ausdauer. Bereits nach wenigen Wochen können Betroffene feststellen, dass sie in der Lage sind, längere Strecken zu gehen oder Treppen zu steigen, ohne dabei übermäßig aus der Puste zu geraten.

Ein weiterer, oft unterschätzter Aspekt ist die positive Wirkung von Bewegung auf die Psyche: Sport setzt Glückshormone frei und kann dazu beitragen, Symptome von Depressionen und Angstzuständen zu lindern.

Studien belegen, dass Lungensport nicht nur die körperliche Leistungsfähigkeit steigert, sondern auch das Risiko für akute Verschlechterungen, sogenannte Exazerbationen, signifikant senken kann. Dies macht Lungensport zu einer wichtigen Ergänzung der Therapie bei chronischen Lungenerkrankungen, da er sowohl die körperliche als auch die psychische Gesundheit nachhaltig verbessert. Zudem werden bei jeder sportlichen Aktivität jede Menge Myokine ausgeschüttet. Was sind Myokine? Das sind echte Gesundheitsbooster. Sie fördern die Kommunikation zwischen Muskeln und Organen und unterstützen das Immunsystem. Außerdem tragen sie zur Entzündungshemmung und Geweberegeneration bei.

Myokine – die Muskelbotenstoffe, die Ihre Lunge lieben

Myokine sind faszinierende Botenstoffe, die von unseren Muskeln während des Trainings freigesetzt werden – man könnte sie fast als kleine Schutzengel bezeichnen. Diese wohltätigen Proteine spielen eine entscheidende Rolle bei der Regulierung von Entzündungen im Körper und schützen unsere Organe auf vielfältige Weise. Sie sind aber nicht nur für das Muskeleigenwohl verantwortlich, sondern wirken sich auch signifikant auf die Gesundheit anderer Organe, einschließlich der Lunge, aus.

Was genau bewirken Myokine in der Lunge?

Zu den bekanntesten Entzündungshelfern zählen Interleukin-6 (IL-6), Interleukin-10 (IL-10) und Irisin. Diese Myokine wirken direkt entzündungshemmend, was bedeutet, dass sie entzündungsfördernde Prozesse im Lungengewebe unterbinden können. Darüber hinaus tragen sie dazu bei, die Reparaturfähigkeit des Lungengewebes zu verbessern.

Insbesondere bei geschädigtem Gewebe können Myokine die Durchblutung fördern und so das Risiko von Vernarbungen, auch bekannt als Fibrosen, verringern.

Dies ist besonders wichtig für Menschen mit chronischen Atemwegserkrankungen, da es dazu beiträgt, die Lungenfunktion zu erhalten und zu stärken.

Die wissenschaftliche Evidenz für die positiven Effekte von Myokinen wächst stetig. Eine umfassende Übersichtsarbeit der Harvard Medical School aus dem Jahr 2023 kam zu dem Ergebnis, dass regelmäßige körperliche Aktivität, die die Ausschüttung von Myokinen anregt, signifikant die Rate von Atemwegsinfekten senkt und die Lungenfunktion bei Patienten mit chronischen Lungenerkrankungen verbessert. Darüber hinaus zeigen weitere Untersuchungen, dass Myokine auch in der Lage sind, akute Entzündungsprozesse, wie sie beispielsweise bei COVID-19 oder Lungenentzündungen auftreten, zu mildern.

Wie können wir unsere Myokine aktiv ankurbeln?

Die Antwort ist erfreulich einfach: Jede Form von Muskeltraining kann dazu beitragen. Egal, ob es sich um Krafttraining, Ausdauertraining oder sogar intensives Gehen handelt – jede Bewegung hilft! Schon 20 bis 30 Minuten moderate körperliche Aktivität pro Tag reichen aus, um diese „Schutzbotenstoffe" freizusetzen und die Gesundheit unserer Lungen zu fördern.

Zusammenfassend lässt sich sagen, dass Myokine nicht nur das Ergebnis einer engagierten Trainingseinheit sind, sondern auch ein entscheidender Faktor für unsere Gesundheit und insbesondere für die Gesundheit unserer Lunge. Indem wir regelmäßig aktiv bleiben, investieren wir nicht nur in unsere Muskulatur, sondern auch in unsere gesamte körperliche Widerstandskraft.

Wie läuft eine Lungensportstunde ab?

Ein typisches Lungensporttraining dauert zwischen 60 und 90 Minuten und besteht aus verschiedenen Elementen, die auf die Bedürfnisse der Teilnehmer abgestimmt sind. Zu Beginn stehen Aufwärmübungen auf dem Programm, bei denen sanfte Bewegungen durchgeführt werden, um den Kreislauf in Schwung zu bringen und den Körper auf die bevorstehenden Aktivitäten vorzubereiten. Hier könnten beispielsweise Armkreisen, sanftes Schulterheben oder langsame Drehungen des Oberkörpers geeignete Übungen sein.

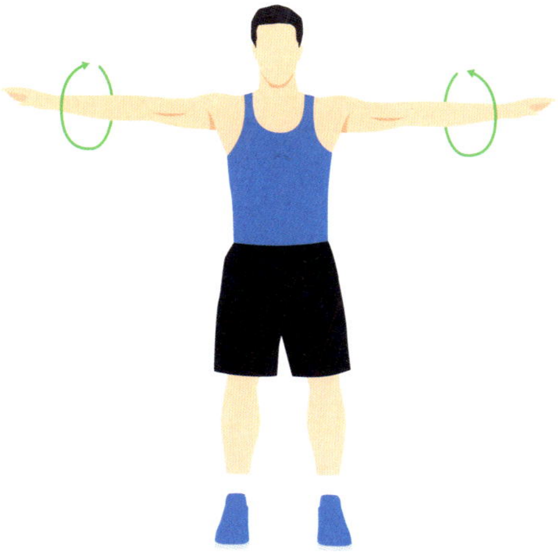

Im Rahmen eines Lungensporttrainings, das von speziell ausgebildeten Übungsleiterinnen und -leitern gehalten wird, sind sowohl Ausdauer- als auch Kraftübungen zentral. Es ist wichtig, die Intensität und Art der Übungen individuell auf den Patienten abzustimmen, besonders bei Menschen mit chronischen Lungenerkrankungen.

Ausdauertraining

Das Ausdauertraining kann in verschiedenen Formen durchgeführt werden, wobei die Geschwindigkeit und Intensität an das Fitnesslevel des Patienten angepasst werden sollten.

Warum Ausdauertraining so effektiv ist: Beim Joggen, Radfahren, Schwimmen, Wandern oder flottem Spazierengehen wird die Atemfrequenz erhöht. Ihr Körper muss mehr Sauerstoff aufnehmen und Kohlendioxid abgeben – die Lunge arbeitet auf Hochtouren und wird so regelrecht „fit gemacht".

Eine große Übersichtsarbeit der American Thoracic Society (ATS) zeigte: Regelmäßiges Ausdauertraining verbessert bei Menschen mit Asthma und COPD die Lungenfunktion, steigert die Belastbarkeit und verringert Atemnot.

MEINE EMPFEHLUNG:

- 3–5-mal pro Woche
- Dauer: 20–45 Minuten pro Einheit

Übungsbeispiele

Gehen:

Ein typisches Ausdauertraining könnte mit moderatem Gehen beginnen. Eine „schnelle Geschwindigkeit" für eine Person könnte 4 bis 5 km/h betragen, was als zügiges Gehen gilt, während eine andere Person möglicherweise nur mit

2 bis 3 km/h gehen kann, um nicht außer Atem zu geraten. Der Schlüssel ist, dass der Patient in der Lage ist, sich während des Gehens zu unterhalten, ohne stark ins Schnaufen zu geraten. Anfänger oder Patienten mit stärkerer Atemnot können zunächst kürzere Strecken zurücklegen oder flachere Gehstrecken wählen. In der Regel kann die Gehgeschwindigkeit durch regelmäßiges Monitoring angepasst werden: Wenn ein Patient merkt, dass er die festgelegte Geschwindigkeit mühelos bewältigen kann, kann die Geschwindigkeit leicht erhöht werden.

Radfahren:
Das Radfahren auf einem Ergometer ist eine ausgezeichnete Option für das Ausdauertraining, da es die Gelenke schont und eine kontrollierte Umgebung bietet. Zu Beginn kann der Widerstand niedrig eingestellt werden, sodass der Patient mit einer langsamen Trittfrequenz von 50 bis 60 Watt arbeitet, was für die meisten Patienten als leicht empfunden wird. Die Dauer kann schrittweise von 10 bis 15 Minuten bei niedriger Intensität gesteigert werden. Ziel ist es, die Patienten über Wochen langsam an längere Intervalle oder einen höheren Widerstand heranzuführen, ohne dass sie übermäßig erschöpft sind oder Atemnot erleben. Regelmäßiges Training fördert die Ausdauer und stärkt das Herz-Kreislauf-System. Wichtig ist eine kontinuierliche Überwachung der Belastung und der Vitalwerte. Pausen und Erholungsphasen helfen, Überlastungen zu vermeiden.

Krafttraining: starke Muskeln, bessere Atmung

Nicht nur Ihre Arme und Beine profitieren: Auch die Atemhilfsmuskulatur (z. B. Brust-, Rücken- und Schultermuskeln) wird durch gezieltes Krafttraining gestärkt. Das macht das Atmen effizienter und erleichtert Belastungssituationen wie Treppensteigen oder schnelles Gehen.

Eine Untersuchung der European Respiratory Society (ERS) zeigte, dass Krafttraining bei COPD-Patienten die Atemnot verringert und die Lebensqualität signifikant verbessert.

MEINE EMPFEHLUNG:

- 2–3-mal pro Woche
- Fokus auf große Muskelgruppen (Beine, Rücken, Brust)
- Wenig Gewicht, mehr Wiederholungen (z. B. 2 x 15 Wiederholungen)

Übungsbeispiele für zu Hause

Therabänder:
Das Training mit Therabändern ist eine gelenkschonende Möglichkeit, die Muskulatur zu kräftigen.

Ein einfaches Beispiel sind Bizepscurls: Sie stehen mit den Füßen schulterbreit auf dem Theraband und ziehen das Band mit den Oberarmen nach oben. Je nach Fitnesslevel des Patienten kann die Stärke des Therabands angepasst werden, indem stärker oder schwächer dehnbare Bänder gewählt werden.

Die Wiederholungsanzahl kann zu Beginn bei 8 bis 10 liegen und allmählich auf 12 bis 15 Wiederholungen gesteigert werden, wenn der Patient kräftiger wird.

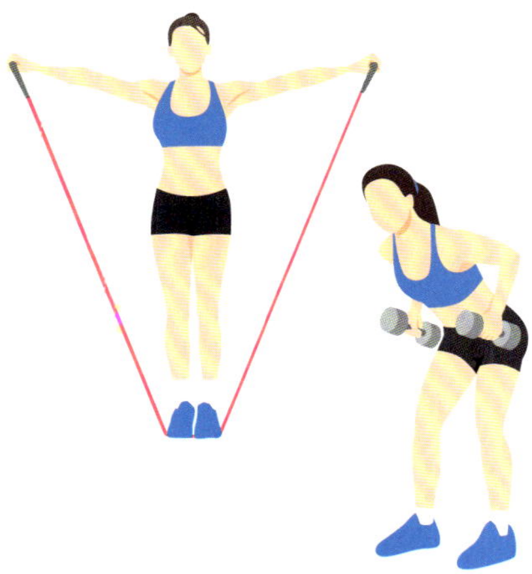

Hanteln:
Das Hantel-Training kann ebenfalls einen Platz im Krafttraining finden.
Verwenden Sie leichtgewichtige Hanteln (z. B. 1 bis 2 kg), um Übungen wie Schulterdrücken oder Brustdrücken durchzuführen. Die Auswahl des Gewichts sollte sorgfältig getroffen werden, damit Sie in der Lage sind, die Übungen in korrektem Bewegungsablauf und ohne übermäßige Erschöpfung auszuführen. Die Bewegung sollte in einem kontrollierten Tempo erfolgen, um eine Überanstrengung zu vermeiden. Als Gewichte lassen sich auch sehr gut 1- oder 1,5-Liter-Wasserflaschen aus Plastik verwenden.

Entspannung

Die Entspannungsübungen am Ende einer Trainingseinheit sind entscheidend, um Körper und Geist nach intensiven Aktivitäten zu beruhigen und Stress abzubauen.

MEINE EMPFEHLUNG:

- 2–3-mal pro Woche
- 20–30 Minuten pro Einheit

Yoga – sanft atmen, tief entspannen
Yoga kombiniert Dehnung, Muskelkräftigung, Atemkontrolle (Pranayama) und Entspannungstechniken. Besonders die bewusste, tiefe Atmung fördert die Belüftung der Lunge und kann chronische Entzündungsprozesse reduzieren.

Eine Metaanalyse im „International Journal of Yoga" bestätigte: Yoga verbessert die Lungenfunktion bei Asthma- und COPD-Patientinnen und -patienten. Zudem verringert es Stress, welcher wiederum Atemnot verstärken kann.

Übungsbeispiele
Pranayama-Atemtechniken (tiefe Bauchatmung, Wechselatmung)
Diese Techniken fördern nicht nur die körperliche Entspannung, sondern auch die mentale Klarheit und das emotionale Gleichgewicht. Im Folgenden erkläre ich zwei grundlegende Pranayama-Atemtechniken: die tiefe Bauchatmung und die Wechselatmung.

Tiefe Bauchatmung

Die tiefe Bauchatmung ist eine wunderbare Technik, um Stress abzubauen und die Lungenkapazität zu verbessern. Sie hilft dabei, den Atem zu vertiefen und die Sauerstoffaufnahme effizienter zu gestalten.

Durchführung:

1. Bequeme Position einnehmen:
   Setzen Sie sich aufrecht auf einen Stuhl oder im Schneidersitz auf den Boden. Schließen Sie die Augen und legen Sie eine Hand auf Ihren Bauch und die andere Hand auf Ihre Brust.
2. Einatmen:
   Atmen Sie langsam durch die Nase ein und drücken Sie dabei Ihren Bauch gegen Ihre Hand. Achten Sie darauf, dass Ihre Brust bei dieser Bewegung möglichst still bleibt.
3. Halten:
   Halten Sie den Atem für einen Moment an, während Sie das Gefühl der Fülle im Bauch genießen.
4. Ausatmen:
   Atmen Sie langsam durch den Mund oder die Nase aus, während Sie den Bauch wieder sanft einsinken lassen. Versuchen Sie, alle Luft vollständig aus Ihren Lungen zu entlassen.
5. Wiederholen:
   Führen Sie diese Übung 5 bis 10 Minuten durch. Konzentrieren Sie sich dabei ganz auf Ihren Atem und den Rhythmus.
6. Achten Sie darauf, ruhig zu bleiben, um die Wirkung zu verstärken.
7. Üben Sie regelmäßig, um Ihre Atemtechnik nachhaltig zu verbessern.

Wechselatmung (Nadi Shodhana)

Die Wechselatmung ist eine einfache, aber kraftvolle Technik, die dazu beiträgt, das Gleichgewicht zwischen den beiden Gehirnhälften zu fördern und die energetischen Kanäle im Körper zu reinigen. Sie kann helfen, Erkältungskrankheiten vorzubeugen, und schenkt innere Ruhe und Kraft.

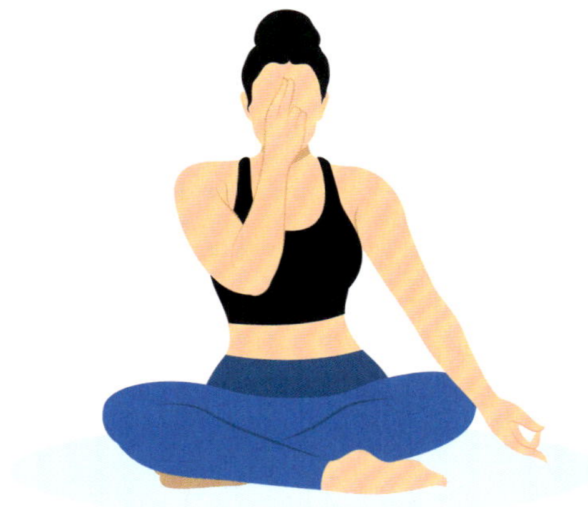

Durchführung:

1. Bequeme Position einnehmen:
   Setzen Sie sich in eine aufrechte Position und bringen Sie Ihre Hände in eine Gyan Mudra (Daumen und Zeigefinger berühren sich).
2. Vorbereitung:
   Schließen Sie das rechte Nasenloch mit dem Daumen der rechten Hand und atmen Sie durch das linke Nasenloch ein, während Sie die Luft tief in den Bauch ziehen.
3. Wechsel:
   Schließen Sie das linke Nasenloch mit dem Ringfinger der rechten Hand und öffnen Sie das rechte Nasenloch.

Atmen Sie nun durch das rechte Nasenloch aus.

4. Einatmen:
   Lassen Sie das rechte Nasenloch offen und atmen Sie wieder tief durch das rechte Nasenloch ein.
5. Wechsel:
   Schließen Sie das rechte Nasenloch und öffnen Sie das linke Nasenloch. Atmen Sie durch das linke Nasenloch aus.
6. Wiederholung:
   Führen Sie diese Atmung 5 bis 10 Minuten durch. Den Zyklus so fortsetzen, dass Sie abwechselnd durch das linke und rechte Nasenloch ein- und ausatmen.

Sanfte Dehnübungen

Kobra
(Bhujangasana)

1. Startposition:
   Legen Sie sich mit dem Gesicht nach unten auf eine Matte. Die Beine sind zusammen und gestreckt, während die Fußrücken auf dem Boden liegen.
2. Hände platzieren:
   Unter den Schultern platzieren Sie die Hände flach auf der Matte, die Finger zeigen nach vorne.
3. Einatmen:
   Drücken Sie die Hände sanft in die Matte und heben Sie den Oberkörper an, während Sie den Rücken leicht durchdrücken. Ihre Ellbogen sollten nahe am Körper bleiben.
4. Haltung halten:
   Konzentrieren Sie sich darauf, die Brust zu öffnen und die Schultern zurückzuziehen. Halten Sie die Position 15 bis 30 Sekunden. Achten Sie darauf, dass der Bauch und das Becken weiterhin auf der Matte bleiben.
5. Ausatmen:
   Senken Sie den Oberkörper wieder ab, und entspannen Sie sich in der Ausgangsposition.

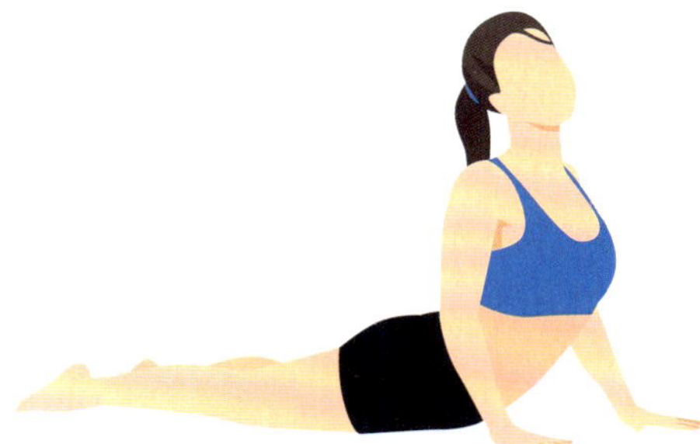

Wirkung: Diese Übung dehnt die Vorderseite des Körpers, insbesondere die Brust- und Bauchmuskulatur. Sie stärkt den Rücken und kann helfen, die Wirbelsäule zu mobilisieren und Verspannungen im unteren Rücken zu lösen.

Herabschauender Hund (Adho Mukha Svanasana)

1. Startposition:
   Beginnen Sie im Vierfüßlerstand auf der Matte, mit den Handflächen schulterbreit und den Knien hüftbreit auseinander.
2. Position einnehmen:
   Drücken Sie Ihre Hände fest in die Matte, während Sie die Füße aufstellen und das Gesäß nach oben und hinten schieben. Strecken Sie den Körper in eine Form, die an ein umgedrehtes „V" erinnert.
3. Hände und Füße:
   Ihre Hände sollten flach auf der Matte liegen, die Finger weit auseinander; die Füße sind hüftbreit und die Fersen streben Richtung Matte.
4. Kopf entspannt:
   Lassen Sie den Kopf zwischen den Armen hängen, ohne ihn zu klammern. Achten Sie darauf, dass der Nacken entspannt bleibt.
5. Halten:
   Halten Sie diese Position 15 bis 30 Sekunden, atmen Sie tief ein und aus und spüren Sie, wie sich der Körper in die Dehnung hinein entspannt.

Wirkung: Der herabschauende Hund ist eine ganzheitliche Übung, die die Muskulatur der Arme, Beine und des Rückens dehnt. Er fördert das Gleichgewicht, mobilisiert die Wirbelsäule und fördert die Durchblutung. Diese Übung wirkt besonders gut bei Verspannungen im Rücken und Nacken.

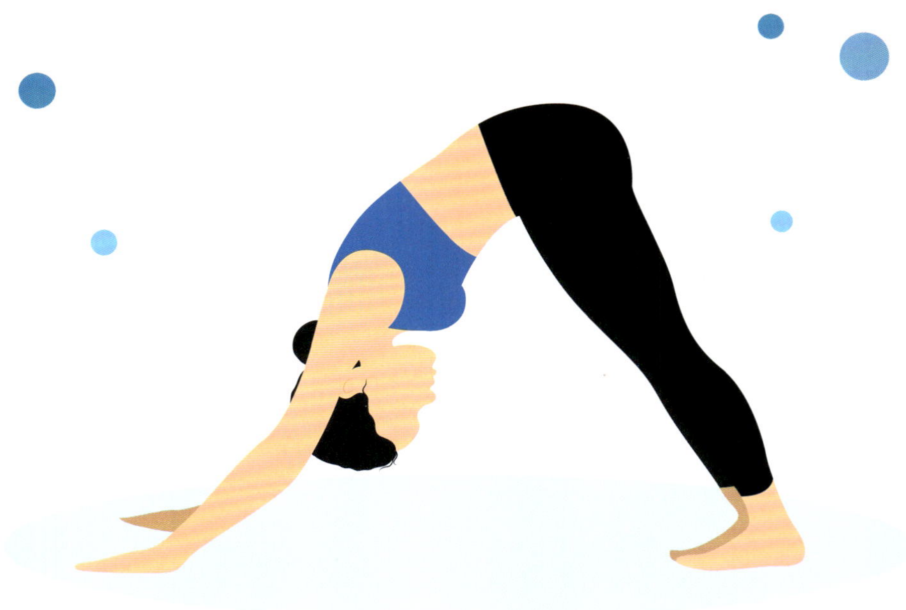

Weitere Dehnübungen

Schulterdehnung:
Diese Übung hilft, Verspannungen im Schulterbereich zu lösen und die Beweglichkeit zu fördern. Die Patientinnen oder der Patient kann sich aufrecht hinstellen oder setzen und einen Arm über die Brust ziehen, während der andere Arm ihn sanft an die Brust drückt. Dies sollte 1 bis 30 Sekunden gehalten werden, bevor die Seite gewechselt wird.

Rücken- und Seitendehnung:
Um Verspannungen im Rücken zu lösen, können sich Patienten mit den Händen auf dem Oberschenkel sitzend nach vorne beugen und die Arme dann zur Seite ausstrecken. Die Haltung sollte 15 bis 30 Sekunden gehalten werden. Die Bewegung fördert die Flexibilität der Rückenmuskulatur und hilft, Verspannungen zu lösen.

Dehnung des Brustkorbs:
Nutzen Sie die Armstreckübung, die sowohl die Atemmuskulatur stärkt als auch die Flexibilität erhöht. Beginnen Sie, indem Sie sich aufrecht hinstellen oder setzen. Strecken Sie Ihre Arme weit über den Kopf, als möchten Sie die Decke berühren. Während Sie dies tun, atmen Sie tief ein und machen sich dabei ganz lang, indem Sie versuchen, Ihre Wirbelsäule zu strecken.

Diese Dehnung fördert die Beweglichkeit des Brustkorbs, was sich positiv auf die Atemtiefe auswirkt. Beim Ausatmen senken Sie langsam Ihre Arme wieder ab und lassen dabei die Spannung nach. Durch diese Bewegung wird nicht nur die Flexibilität der Atemmuskulatur verbessert, sondern auch ein Gefühl der Frische und Erleichterung im Brustbereich erzeugt.

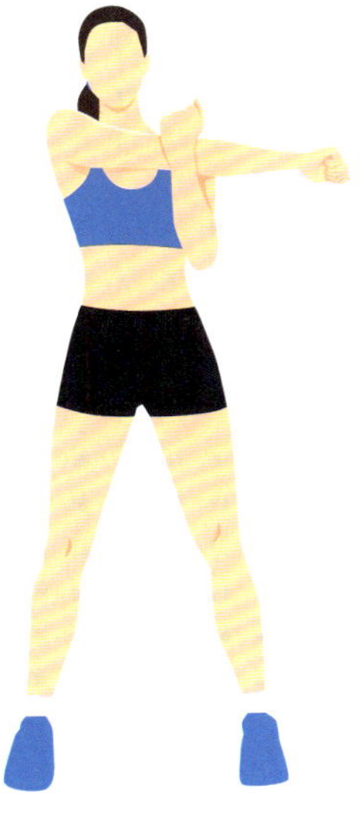

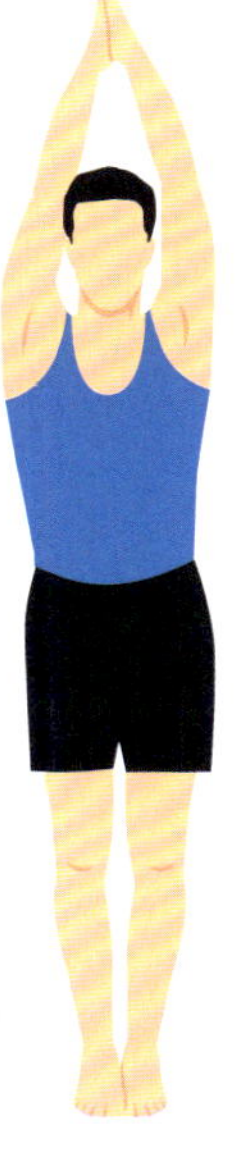

Entspannungseinheiten (z. B. progressive Muskelrelaxation im Liegen)

Die progressive Muskelrelaxation (PMR) wurde in den 1930er-Jahren von dem amerikanischen Psychologen Edmund Jacobson entwickelt und beruht auf der Idee, dass Muskelverspannungen im Körper oft mit Stress und Angstzuständen verbunden sind. Durch das gezielte Anspannen und Entspannen spezifischer Muskelgruppen wird eine tiefere Entspannung im gesamten Körper erreicht.

Durchführung der progressiven Muskelrelaxation im Liegen

1. Vorbereiten der Umgebung:
   Suchen Sie sich einen ruhigen Ort, an dem Sie ungestört sind. Legen Sie eine bequeme Matte oder eine Decke auf den Boden und machen Sie es sich in einer liegenden Position gemütlich. Ziehen Sie eventuell bequeme Kleidung an und sorgen Sie dafür, dass die Temperatur angenehm ist.
2. Position einnehmen:
   Legen Sie sich auf den Rücken, die Arme liegen entspannt neben dem Körper, die Handflächen zeigen nach oben. Die Beine sind leicht auseinander und entspannt.
3. Atmen:
   Beginnen Sie, tief durch die Nase einzuatmen und durch den Mund auszuatmen. Konzentrieren Sie sich auf Ihren Atemrhythmus und lassen Sie bei jedem Ausatmen mehr Spannung aus Ihrem Körper entweichen. Nehmen Sie sich ein paar Minuten Zeit, um in der Übung zur Ruhe zu finden und sich ganz auf Ihren Atem zu konzentrieren.
4. Anspannen und Entspannen der Muskelgruppen:
   Nun beginnen Sie mit der progressiven Muskelrelaxation. Arbeiten Sie von den Füßen bis zum Kopf (oder umgekehrt), indem Sie jede Muskelgruppe nacheinander anspannen und wieder entspannen. Eine typische Vorgehensweise könnte folgendermaßen aussehen:

- Füße: Spannen Sie die Fußmuskulatur so fest wie möglich an (z. B. durch Heranziehen der Zehen zum Körper), halten Sie die Spannung für 5 bis 10 Sekunden und lassen Sie dann die Muskeln los. Spüren Sie die Entspannung in den Füßen.
- Beine: Spannen Sie die Beine abwechselnd von den Waden bis zum Oberschenkel an und halten die Spannung 5 bis 7 Sekunden.
- Bauch: Spannen Sie die Bauchmuskeln an, halten Sie und lassen Sie dann los.
- Rücken: Presssen Sie den unteren Rücken fest in die Matte. Spannen Sie Bauch und unteren Rücken 5 bis 7 Sekunden an und entspannen wieder.
- Hände und Arme: Ballen Sie eine Hand zur Faust und bringen Sie sie in Richtung Schulter. Spannen Sie den gesamten Arm maximal an. Halten Sie die Anspannung 5 bis 7 Sekunden, danach entspannen Sie und lassen den Arm zurück auf die Unterlage sinken. Mit dem anderen Arm wiederholen.
- Schultern: Ziehen Sie die Schultern bis

zu den Ohren und entspannen Sie sie dann wieder.

- Nacken: Ziehen Sie Ihr Kinn in Richtung Brust, sodass Sie Ihren Kopf ein wenig von der Matte anheben. Die Nackenmuskulatur einige Sekunden anspannen und wieder lösen.
- Gesicht: Ziehen Sie die Stirn in Falten, schließen Sie die Augen und kneifen Sie die Augen fest zusammen, rümpfen Sie die Nase und pressen Sie die Lippen fest aufeinander. Kurz halten, bevor Sie die Muskeln loslassen und eine entspannte Gesichtshaltung annehmen.

5. Komplett entspannen:
   Nachdem Sie alle Muskelgruppen durchgearbeitet haben, liegen Sie für einige Minuten entspannt da und „scannen" Sie Ihren Körper mental. Achten Sie darauf, wo noch Spannungen verbleiben und lassen Sie auch diese mit jedem Ausatmen los. Genießen Sie das Gefühl der Entspannung und Achtsamkeit.
6. Abschluss:
   Lassen Sie sich Zeit beim Aufstehen. Öffnen Sie langsam die Augen, dehnen Sie sich sanft und bringen Sie Ihre Gliedmaßen in Bewegung, bevor Sie sich wieder aufsetzen oder aufstehen.

Wirkung: Die progressive Muskelrelaxation hat viele positive Effekte, darunter die Reduzierung von Stress, Angst und körperlichen Beschwerden wie Muskelverspannungen. Zudem kann sie dazu beitragen, die Schlafqualität zu verbessern und das allgemeine Wohlbefinden zu steigern. Die regelmäßige Anwendung dieser Entspannungstechnik kann somit einen wertvollen Beitrag zur Stressbewältigung und zur Förderung der mentalen Gesundheit leisten. Die PMR ist für Menschen aller Altersgruppen geeignet.

Wo finde ich Lungensportgruppen?

Der einzige Wermutstropfen an dieser Stelle: Die Anzahl an Lungensportgruppen ist echt überschaubar. Wir haben in Deutschland zigtausende Herzsportgruppen, aber nur wenige Lungensportgruppen mit zertifizierten Trainern. Aber vielleicht schauen Sie mal auf folgende Website: www.lungensport.org

Hier finden Sie Adressen von Lungensportgruppen, erfahren viel über Erkrankungen und bekommen unzählige Übungen an die Hand. Und das für jedes Stadium Ihrer Erkrankung.

Atemschule – die besten Techniken für eine starke Lunge

Ein wichtiger Bestandteil des Lungensports ist auch die Atemgymnastik, bei der spezielle Atemtechniken vermittelt werden, die helfen, besser mit der Atemnot umzugehen. Das Grundlagentraining ist gleichermaßen geeignet für Lungengesunde oder als Training für Lungenerkrankte, die ein „normales" Ausdauer- oder Krafttraining nicht mehr umsetzen können.

Techniken wie die Lippenbremse, bei der durch leicht geschlossene Lippen ausgeatmet wird, oder der Kutschersitz, eine Position, bei der der Oberkörper etwas nach vorne geneigt ist, ermöglichen eine effizientere Atmung und verbessern das Atemgefühl.

Atemgymnastik – Basisarbeit für Ihre Lunge

Zwerchfellatmung
Setzen Sie sich bequem auf einen Stuhl oder legen Sie sich auf den Rücken. Platzieren Sie eine Hand auf Ihrem Bauch und die andere auf Ihrer Brust.
Atmen Sie tief durch die Nase ein, sodass sich der Bauch hebt und die Brust möglichst ruhig bleibt.
Atmen Sie langsam durch den Mund aus und lassen Sie den Bauch dabei wieder absinken.

- Häufigkeit:
  5–10 Minuten täglich
- Intensität:
  Leicht; konzentrieren Sie sich auf die Atmung und versuchen Sie, die Zwerchfellatmung zu intensivieren.

Wirkung: Stärkt das Zwerchfell und erhöht die Lungenkapazität. Diese Übung fördert die Entspannung und kann Stress abbauen.

Lippenbremse
Atmen Sie tief durch die Nase ein und halten Sie dabei den Mund geschlossen. Atmen Sie dann langsam und kontrolliert durch leicht geschlossene Lippen aus, als würden Sie pfeifen. Das Ausatmen sollte dabei länger dauern als das Einatmen.

- Häufigkeit:
  5–10 Minuten täglich oder bei Atemnot.
- Intensität: Leicht bis moderat; die Übung sollte angenehm und entspannend sein.

Wirkung: Diese Technik verbessert die Atemkontrolle, hilft, die Atemwege offen zu halten, und kann besonders hilfreich sein bei Krankheiten wie Asthma oder COPD.

Bauchatmung im Stehen

Stellen Sie sich aufrecht hin, die Füße schulterbreit auseinander. Legen Sie eine Hand auf Ihren Bauch und die andere auf Ihre Brust. Atmen Sie langsam und tief durch die Nase ein, sodass sich Ihr Bauch nach vorne wölbt. Halten Sie den Atem für einen Moment an, bevor Sie langsam durch den Mund oder die Nase ausatmen.

- Häufigkeit:
  5–10 Minuten täglich oder nach Bedarf.
- Intensität:
  Leicht; konzentrieren Sie sich darauf, die Atmung ruhig und gleichmäßig zu halten.

Wirkung: Fördert die Körperhaltung, stärkt die Atemmuskulatur und verbessert die Sauerstoffversorgung des Körpers.

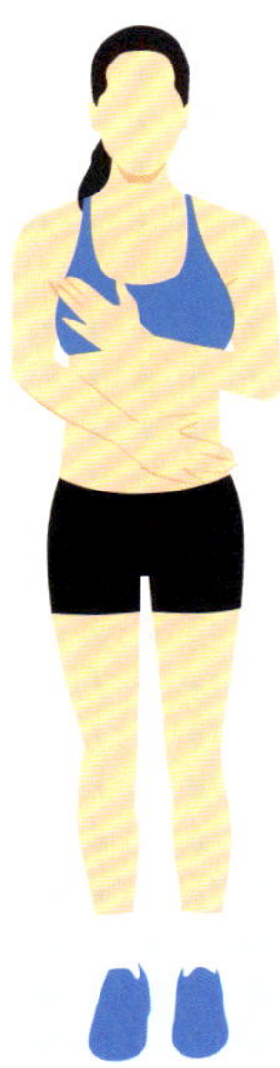

Atemzählung

Setzen oder legen Sie sich an einen ruhigen Ort und atmen Sie zunächst normal ein und aus. Konzentrieren Sie sich dann darauf, jeden Atemzug zu zählen. Beachten Sie, dass Sie beim Einatmen sowie beim Ausatmen langsam bis fünf zählen, um einen ruhigen Atemrhythmus beizubehalten.

- Häufigkeit:
  5 Minuten täglich.
- Intensität:
  Leicht; die Übung kann variiert werden, indem Sie die Zählungen anpassen.

Wirkung: Hilft, den Atemrhythmus zu regulieren sowie Stress abzubauen. Es kann zudem eine gute Achtsamkeitsübung darstellen.

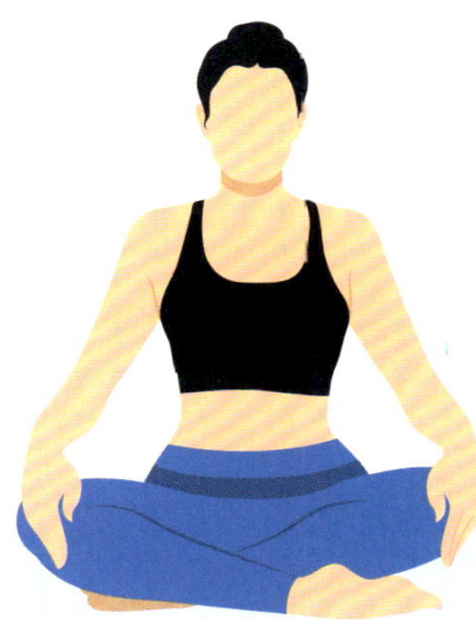

Das Nord- und Ostsee-Reizklima – warum die Küstenluft so gesund ist

Ich habe bis heute die Worte meiner Frau Mama im Ohr: „Wir fahren ans Meer! Da gibt es nämlich das Reizklima." Während meine Freunde damals kollektiv ans Mittelmeer fuhren und braungebrannt nach Hause kamen, mussten mein Bruder und ich immer mit an die Nordsee. Entweder landeten wir an einer deutschen Nordseeküste oder es ging auf die Insel Föhr. Und dort waren wir auf Gedeih und Verderb den Gezeiten und diesem speziellen Klima ausgesetzt, was in manchen Urlauben dazu führte, dass wir maximal Fußkontakt mit dem Meer hatten, weil es schlichtweg zu kalt war. Reizklima – erst als Erwachsener wusste ich zu schätzen, wo der „Reiz" liegt.

Die Geschichte des Badens – von nobel bis notwendig

Schon Ende des 18. Jahrhunderts entstanden an Nord- und Ostsee die ersten Seebäder: Heiligendamm an der Ostsee machte 1793 den Anfang und 1797 folgte Norderney an der Nordsee. Damals war das allerdings eher eine elitäre Angelegenheit – ein paar wohlhabende Herrschaften in hochgeschlossenen Badeanzügen stolzierten am Strand entlang, badeten kurz in den Wellen und hofften, dass das Meer ihre Gebrechen wegspült. Im 19. Jahrhundert gab's dann einen richtigen Boom: Kurbäder, Hotels, Strandpromenaden – alles wurde aus dem Boden gestampft. Und mit den Jahren wurde klar, dass das Meer nicht nur ein schöner Urlaubsort ist, sondern tatsächlich heilsame Kräfte besitzt. Das hat übrigens schon der alte Platon vermutet – auch wenn er den Begriff Reizklima noch nicht kannte.

Reizklima – was ist das eigentlich?

Was genau macht das Klima an der Küste so besonders? Kurz gesagt: eine Mischung aus Wind, Salz, Sonne und Feuchtigkeit, die sich ordentlich auf unsere Gesundheit auswirkt. Aber nicht überall an der Küste ist das Reizklima gleich stark. Je weiter östlich man an der Ostsee unterwegs ist, desto mehr wird das Klima von der Landmasse beeinflusst – und das mindert den Reizfaktor. Auch die vielen Wälder entlang der Ostseeküste tun ihr Übriges, um die Seeluft etwas sanfter zu machen. Ganz anders an der Nordsee: Hier gibt's ordentlich Wind, raue Luft und eine dicke Packung UV-Strahlung. Besonders auf den Nordseeinseln – weit weg vom Festland – ist das sogenannte Hochseereizklima besonders intensiv. Warum? Weil der Salzgehalt hier höher ist und der stetige Wind für eine Luft sorgt, die kaum Schadstoffe oder Pollen enthält.

Warum tut uns das Meer so gut?

Meerluft wirkt wie ein natürliches Inhalationsgerät: Die winzigen salzhaltigen Tröpfchen, das sogenannte Brandungsaerosol, gelangen in die Atemwege und lösen dort festsitzenden Schleim – perfekt für Menschen mit chronischen Atemwegserkrankungen. Aber nicht nur die Lunge profitiert. Das Reizklima hat auch für Allergiker und Patienten mit Hauterkrankungen wie Neurodermitis oder Schuppenflechte einiges zu bieten. Die salzige Luft fördert die Wundheilung, die kühle Meeresbrise lindert den Juckreiz und UV-Strahlung kann entzündliche Hautstellen verbessern.

Und dann ist da noch der allgemeine Abhärtungseffekt: Der Körper muss sich permanent an wechselnde Temperaturen anpassen, was das Immunsystem ordentlich trainiert. Die Folge? Weniger Infekte und eine insgesamt stabilere Gesundheit.

Warum sollte man sich langsam an das Reizklima gewöhnen?

Es klingt verlockend, direkt nach Ankunft am Meer die volle Dröhnung Seeluft einzuatmen. Aber Achtung: Der Körper braucht Zeit, um sich an das ungewohnte Klima anzupassen. Experten empfehlen daher einen Aufenthalt von mindestens drei Wochen. Warum so lange? Weil es in der zweiten Woche oft zu einer sogenannten Kurkrise kommt. Das bedeutet: Die Beschwerden können sich kurzzeitig verschlimmern, bevor es dann bergauf geht. Das ist ein gutes Zeichen – der Körper stellt sich um und beginnt, von den heilenden Kräften des Reizklimas zu profitieren.

Reizklima vs. Hochgebirgsklima – was ist besser?

Jetzt die große Frage: Ist Seeluft wirklich das Nonplusultra oder gibt es Alternativen? Tatsächlich profitieren nicht alle Menschen von der Meeresbrise. Während Allergiker mit Pollenproblemen an der Nordsee aufatmen können, sind Hausstaubmilben-Allergiker im Hochgebirge besser aufgehoben. Dort, ab etwa 1200 Metern Höhe, gibt es nämlich so gut wie keine Milben mehr.

Wer jedoch das volle Programm will – also Abhärtung, bessere Atmung, gesündere Haut und ein gestärktes Immunsystem –, der sollte sich ruhig mal eine ordentliche Nordseebrise um die Nase wehen lassen. Das Reizklima der Nord- und Ostsee ist eine echte Wunderwaffe für die Gesundheit. Es stärkt das Immunsystem, hilft bei Allergien, Haut- und Atemwegserkrankungen und sorgt ganz nebenbei für eine ordentliche Portion Wohlbefinden.

Aber: Der Körper braucht Zeit, um sich daran zu gewöhnen. Also bitte nicht übertreiben – ein langsamer Einstieg ist das A und O. Dann aber kann das Meer tatsächlich Beschwerden wegspülen. Und wenn's richtig läuft, kommt man nicht nur gesünder, sondern auch tiefenentspannt aus dem Urlaub zurück.

Thalassotherapie – wie das Meer die Lunge aufatmen lässt

Die Thalassotherapie. Klingt nach schicker Wellness mit ein bisschen Meerblick und einer Schlammpackung, oder? Aber weit gefehlt! Hinter diesem Begriff steckt viel mehr – nämlich die medizinische Nutzung von Meerwasser, Seeluft, Algen und Schlick zur Behandlung verschiedenster Beschwerden. Besonders interessant wird es für alle, die mit den Atemwegen zu kämpfen haben. Denn das Meer kann tatsächlich helfen, die Lunge wieder in Schwung zu bringen. Also: tief durchatmen und los geht's!

Thalasso – was steckt dahinter?

Der Name „Thalassotherapie" kommt aus dem Griechischen: „Thalassa" bedeutet Meer, und „Therapia" steht für Behandlung. Also, ganz simpel: Eine Therapie mit den Kräften des Meeres. Das wusste übrigens schon Hippokrates, der Vater der modernen Medizin. Der gute Mann hat schon vor über 2000 Jahren beobachtet, dass Seeluft und Meerwasser heilende Wirkungen haben. Wie recht er hatte!

Heute basiert die Thalassotherapie auf einer Kombination von verschiedenen Meeresfaktoren:

- Die salzige Luft – reich an winzigen Wassertröpfchen, die tief in die Lunge gelangen
- Das Meerwasser – voller Mineralien und Spurenelemente, die über die Haut aufgenommen werden
- Die Algen und der Meerschlick – kleine Kraftpakete mit jeder Menge Nährstoffen
- Das maritime Klima – ein echter Kick fürs Immunsystem

All das zusammen sorgt für einen positiven Effekt auf den gesamten Organismus. Aber besonders für Menschen mit Atemwegserkrankungen hat die Thalassotherapie einiges zu bieten.

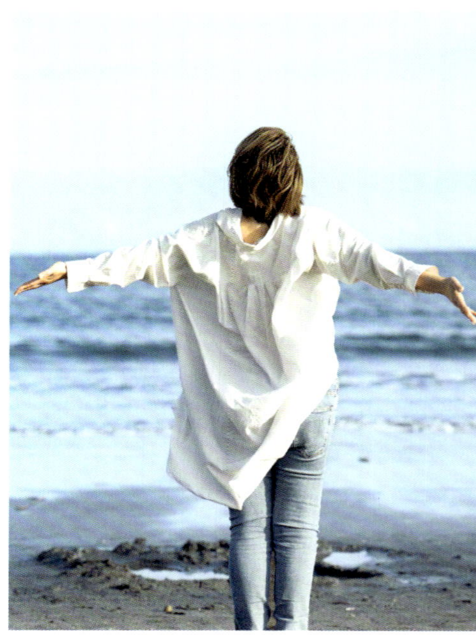

Meer für die Lunge: Warum Seeluft so wohltuend ist

Jeder, der schon mal mit einer verstopften Nase ans Meer gefahren ist, kennt das Phänomen: Kaum angekommen, kann man plötzlich wieder frei durchatmen. Das ist kein Zufall!

Das Geheimnis liegt im Brandungsaerosol. Die winzigen salzhaltigen Wassertropfen entstehen, wenn die Wellen brechen. Diese Mini-Tröpfchen schweben in der Luft und können tief in die Atemwege eindringen. Und genau da beginnt die Magie:

- Schleimlösung:
  Die Salzpartikel helfen dabei, festsitzenden Schleim in den Bronchien zu verflüssigen. Perfekt für alle mit chronischer Bronchitis, Asthma oder COPD!
- Entzündungshemmung:
  Das Salz beruhigt gereizte Schleimhäute und wirkt wie eine natürliche Spülung für die Atemwege.
- Allergenarme Luft:
  Pollen und Schadstoffe? Fehlanzeige! Besonders an der Nordsee sind Allergiker bestens aufgehoben.
- Feuchtigkeit für die Lunge:
  Die Meeresluft sorgt dafür, dass die Schleimhäute nicht austrocknen – superwichtig für Menschen mit empfindlichen Atemwegen.

Wer Probleme mit der Atmung hat, sollte sich regelmäßig eine ordentliche Dosis Seeluft gönnen. Und das ist kein esoterischer Hokuspokus, sondern Wissenschaft!

Wie lange dauert es, bis sich die Lunge ans Meer gewöhnt?

Jetzt aber nicht denken: „Ich fahre für ein Wochenende ans Meer, atme 3-mal tief durch und bin geheilt." Schön wär's!
Der Körper braucht Zeit, um sich auf das Reizklima einzustellen. In den ersten Tagen kann es sogar sein, dass sich die Symptome kurz verschlimmern – ein Zeichen dafür, dass die Lunge beginnt, sich zu reinigen. Man spricht von der „Kurkrise".

Ideal sind mindestens drei Wochen Aufenthalt am Meer. Denn erst nach etwa zwei Wochen setzt die nachhaltige Anpassung des Immunsystems ein. Und genau das wollen wir ja: eine langfristige Verbesserung der Atemfunktion und eine Stabilisierung des Immunsystems.

Für wen ist die Thalassotherapie besonders geeignet?

Prinzipiell kann jeder vom Meeresklima profitieren. Aber für einige Menschen ist es besonders wertvoll:

- ✓ Asthmatiker –
  Seeluft kann die Bronchien erweitern und akute Anfälle verringern.
- ✓ COPD-Patienten –
  regelmäßige Aufenthalte am Meer können das Fortschreiten der Erkrankung verlangsamen.
- ✓ Allergiker –
  Pollen? Gibt es am offenen Meer so gut wie nicht.

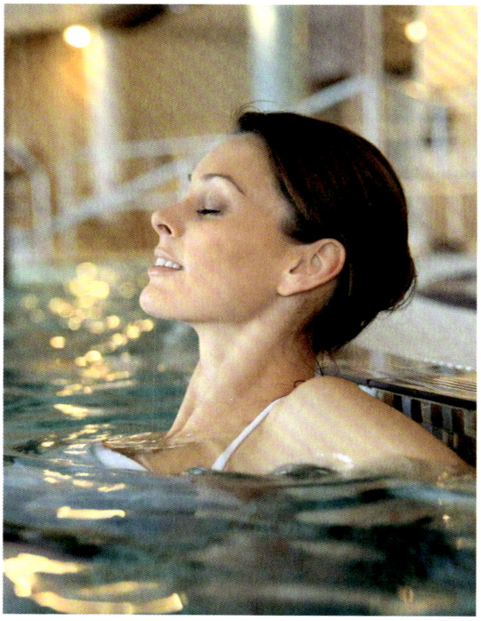

- ✔ Menschen mit chronischer Bronchitis – Meeresklima wirkt schleimlösend und entzündungshemmend.
- ✔ Kinder mit Atemwegsproblemen – für die Entwicklung des Immunsystems ist ein Aufenthalt am Meer besonders wichtig.

Aber Achtung: Wer unter schweren Herz-Kreislauf-Erkrankungen oder sehr starkem Bluthochdruck leidet, sollte vorher mit dem Arzt sprechen.

Thalasso zu Hause? Das geht auch!

Nicht jeder kann sich mal eben drei Wochen Nordseeurlaub gönnen. Die gute Nachricht ist aber: Man kann sich ein bisschen Thalasso auch nach Hause holen, und zwar mit:

- Salz-Inhalationen: einfaches Meersalz in eine Schüssel mit heißem Wasser geben und inhalieren.
- Salzbäder: hochwertiges Meersalz in die Badewanne – entspannt und pflegt die Haut.
- Salzgrotten besuchen: In vielen Städten gibt es künstliche Salzräume, die die Luft eines Seebads nachahmen.

Aber klar: Das ist nur eine Light-Version. Den vollen Effekt gibt's nur direkt am Meer!

Die Thalassotherapie ist keine neumodische Wellness-Spinnerei, sondern eine medizinisch fundierte Heilmethode, die vor allem bei Atemwegserkrankungen wahre Wunder wirken kann. Die Kombination aus salzhaltiger Luft, Meerwasser und maritimem Klima hilft, die Lunge zu reinigen, Entzündungen zu lindern und das Immunsystem zu stärken.

Fazit: Pack die Koffer und ab ans Meer! Wer mit Bronchien, Allergien oder Asthma zu kämpfen hat, sollte sich regelmäßig eine frische Nordseebrise gönnen – am besten drei Wochen lang. Und bis dahin? Salz inhalieren, die Fenster aufreißen und wenigstens gedanklich ans Meer reisen.

Salzgrotten – Wellness-Gimmick oder echte Hilfe für die Lunge?

Jetzt wird's salzig – aber nicht in der Küche, sondern in der sogenannten Salzgrotte. Viele schwören drauf: Ein paar Sitzungen in einem mit Salz ausgekleideten Raum, ein bisschen sanfte Musik, vielleicht noch ein plätschernder Salznebel – und zack, die Atemwege sollen sich reinigen, der Schleim sich lösen und das Immunsystem in den Turbomodus schalten. Klingt fast zu schön, um wahr zu sein, oder?

Also schauen wir uns mal an, was da wirklich dran ist. Taugt die Salzgrotte als Mini-Thalassotherapie für Stadtmenschen? Oder ist das Ganze eher eine clevere Geschäftsidee für gestresste Großstädter?

Was ist eine Salzgrotte eigentlich?

Falls Sie noch nie in einer waren: Eine Salzgrotte ist ein Raum, der mit Salz ausgekleidet ist – entweder Himalaya-Salz, Totes-Meer-Salz oder sonst irgendein vermeintlich besonders heilsames Salz. Manche Betreiber lassen zusätzlich feinen Salznebel in die Luft pusten oder setzen auf Gradierwerke – in Kurorten zu finden zur Erzeugung salzhaltiger, heilkräftiger Luft –, um die Luftfeuchtigkeit zu erhöhen. Das Ganze soll dann an die salzige Meeresluft erinnern und bei Atemwegserkrankungen helfen.

Der Clou: Man muss sich nicht extra ans Meer quälen – sondern setzt sich einfach entspannt auf eine Liege, atmet tief durch und lässt das Salz seine Magie entfalten. Oder doch nicht?

Die Theorie hinter der Salzgrotte

Befürworter der Salzgrotte sagen:

- Die salzhaltige Luft reinigt die Atemwege.
- Das Salz wirkt entzündungshemmend und schleimlösend.
- Die feine Sole hilft, die Bronchien zu weiten und allergische Reaktionen zu lindern.
- Die Luftqualität ist besser als in der Stadt – also weniger Schadstoffe und Pollen.

Klingt erst mal schlüssig. Schließlich wissen wir inzwischen, dass Meeresluft tatsächlich gesundheitsfördernd ist. Jedoch kommt jetzt der Haken:

Was sagt die Wissenschaft?

Tja, und hier wird es leider dünn. Es gibt kaum belastbare wissenschaftliche Studien, welche belegen, dass eine Salzgrotte denselben Effekt hat wie ein richtiger Aufenthalt am Meer.

Warum?

- Fehlendes Brandungsaerosol: Das größte Problem ist, eine Salzgrotte ist nicht das Meer! Was an der Küste für die positiven Effekte sorgt, ist das sogenannte Brandungsaerosol – winzige salzhaltige Wassertröpfchen, die beim Brechen der Wellen entstehen und tief in die Lunge eindringen. Das kann eine künstliche Grotte in einem Einkaufszentrum einfach nicht liefern.
- Salz allein macht noch keine Heilung: Nur weil man von Salz umgeben ist, bedeutet das nicht, dass es automatisch gesundheitsfördernd wirkt. Das Salz an den Wänden setzt nicht einfach so Aerosole frei – es sei denn, es wird aktiv in die Luft zerstäubt. Aber selbst dann bleibt die Frage: Reicht das wirklich aus, um tief in die Lunge zu gelangen?
- Wirkung bei Atemwegserkrankungen fraglich: Ein Aufenthalt in einer sauberen, ruhigen Umgebung mit erhöhter Luftfeuchtigkeit kann sich gut anfühlen. Aber ist er therapeutisch wirksam? Für leichte Erkältungen oder zur Entspannung vielleicht. Für Asthma, COPD oder chronische Bronchitis? Eher nicht.
- Salz-Inhalation ja, aber richtig! Wenn man tatsächlich von Salz profitieren will, dann am besten durch gezielte Sole-Inhalationen mit medizinisch zertifizierten Geräten. Das ist eine bewährte Therapieform, die unter anderem in Kurkliniken genutzt wird. Aber das ist nicht vergleichbar mit einem 45-Minuten-Aufenthalt in einer mit Salz dekorierten Grotte.

Für wen kann eine Salzgrotte trotzdem sinnvoll sein?

Ganz klar: Eine Salzgrotte ist nicht grundsätzlich Unsinn. Es gibt durchaus Menschen, die sich dort wohlfühlen und subjektiv eine Verbesserung spüren – vor allem, weil die Luftfeuchtigkeit oft angenehm ist und es dort keine Schadstoffe oder Pollen gibt.

Aber: Wer ernsthafte Atemwegserkrankungen hat, sollte sich nicht allein auf eine Salzgrotte verlassen! Wer an echten Lungenproblemen leidet, braucht eine fundierte Therapie – sei es mit Medikamenten, kontrollierter Sole-Inhalation oder, wenn möglich, mit einem Aufenthalt an der echten Küste.
Geeignet ist die Salzgrotte für:

- ✓ Menschen mit leichten Erkältungen oder trockenen Atemwegen – durch die höhere Luftfeuchtigkeit.
- ✓ Stressgeplagte Großstädter – als Entspannungsoase, aber nicht als medizinische Therapie.
- ✓ Allergiker in der Pollensaison – wenn draußen Hochbetrieb herrscht, kann eine pollenfreie Umgebung guttun.

Fazit: Ein bisschen Wellness, aber kein Ersatz für das Meer.

Nachwort

Liebe Leserinnen, liebe Leser, wenn Sie an dieser Stelle angekommen sind, dann haben Sie sich tapfer durch jede Menge Luft geackert – im wahrsten Sinne des Wortes! Und ziemlich sicher auch mehrfach tief Luft holen müssen. Ich ziehe den (nicht ganz feinstaubfreien) Hut vor Ihnen!

Ich würde mich sehr freuen, wenn Sie auch zu einem Fan der Lunge geworden wären. Ich bin bis heute der Meinung: Die Lunge ist ein echtes Superorgan. Sie arbeitet rund um die Uhr, ohne dass wir groß drüber nachdenken. Sie versorgt unseren Körper mit Sauerstoff, hilft beim Sprechen, Lachen, Singen – und bei manchen sogar beim Schnarchen in Dolby Surround. Trotzdem schenken wir ihr im Alltag erschreckend wenig Aufmerksamkeit.

Dabei ist die Lunge nicht nur wichtig, sondern auch ziemlich sensibel. Trotz verschiedenster Abwehr- und Selbstreinigungsmöglichkeiten kann sie in ihrer Arbeit behindert werden oder sogar erkranken. Ob Feinstaub, Viren, Zigarettenqualm oder einfach nur die Tatsache, dass wir uns zu wenig bewegen – es gibt viele Dinge, die sie belasten. Und genau deshalb habe ich dieses Buch geschrieben: Um Ihnen zu zeigen, was die Lunge alles kann, wie Sie sie schützen können – und wie Sie selbst aktiv werden. Denn: Jeder Atemzug zählt!

Sie haben in diesem Buch erfahren, was bei Asthma, COPD oder Long Covid im Körper passiert – und hoffentlich gemerkt, dass man dem Ganzen nicht hilflos ausgeliefert ist. Es gibt Wege, sich besser zu fühlen, wieder mehr Luft zu kriegen – und sei es nur durch ein paar gezielte Atemübungen am offenen Fenster (idealerweise nicht zur Rushhour an der Autobahn). Ich wünsche mir, dass Sie aus diesem Buch nicht nur Wissen mitgenommen haben, sondern auch Lust, Ihrer Lunge etwas Gutes zu tun. Vielleicht atmen Sie jetzt ab und zu mal bewusst tief durch, gehen mehr spazieren, lassen die Kippe öfter stecken oder schnappen sich mal die Matte für ein bisschen Atemtraining. Und wenn nicht – auch gut. Hauptsache, Sie denken ab jetzt etwas liebevoller an dieses großartige Organ. Denn ohne Luft? Da geht gar nix.

Bleiben Sie gesund, atmen Sie tief durch – und behalten Sie den Humor. Denn der ist mindestens genauso wichtig wie Sauerstoff.

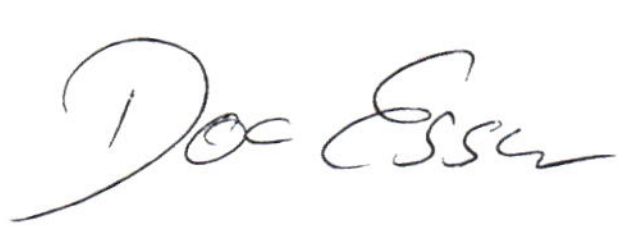

Sachregister

Literatur

- ATS Guidelines, 2023
- Cochrane Review, 2023
- Dockery et al., NEJM, 2009
- Ellwood et al., 2013
- ERS Review, 2023
- Fitzpatrick et al., 2012
- Gupta et al., 2015
- Heldstab et al., Swiss Med Wkly, 2013
- Hvidtfeldt et al., 2020
- Int J Yoga, 2023
- Journal of Psychopharmacology, 2021
- Miyata et al., 2019
- Science of The Total Environment, 2021
- Wood et al., 2017
- Yousefi et al., 2020

Websites:

- https://erj.ersjournals.com/content/51/1/1701107
- https://pubmed.ncbi.nlm.nih.gov/36431132/
- https://bmcsportsscimedrehabil.biomedcentral.com/articles/10.1186/s13102-024-00954-x
- https://pubmed.ncbi.nlm.nih.gov/36671748/
- https://bmcgeriatr.biomedcentral.com/articles/10.1186/s12877-022-02828
- https://www.scielo.br/j/fm/a/4DfS4jZBBvXYjZBvtrq4nFz/
- https://pubmed.ncbi.nlm.nih.gov/34206354/
- https://pubmed.ncbi.nlm.nih.gov/32986684/
- https://www.ncbi.nlm.nih.gov/pmc/articles/PMC5440008/
- https://pubmed.ncbi.nlm.nih.gov/36781936/

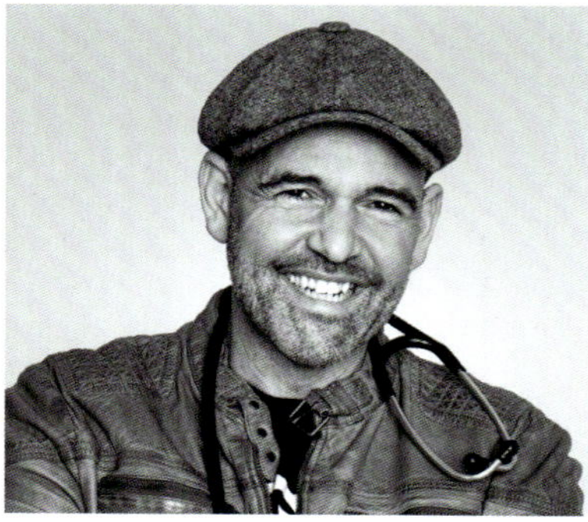

© Manfred Jasmund

ZUM AUTOR

Dr. med. Heinz-Wilhelm Esser ist Facharzt für Innere Medizin, Pneumologie und Kardiologie mit den Zusatzbezeichnungen: Notfallmedizin, internistische Intensivmedizin. Durch seine zahlreichen medizinischen Ratgeberformate in Funk und Fernsehen, sowie seine mitreißenden Bühnenvorträge, wurde Doc Esser zu einem der beliebtesten Ärzte im Westen. Trotzdem allem Erfolg ist es ihm wichtig den Kontakt zum Menschen nicht zu verlieren. Im Sana Klinikum Remscheid ist er als Sektionsleiter der Pneumologie tätig. Die Erkrankungen der Lunge und Atemwege, ein Herzensthema, die er in diesem Buch praxisnah erklärt.

IMPRESSUM

Hinter jedem tollen Buch steckt ein starkes Team
Projektleitung: *Simone Bauer*
Texte und redaktionelle Mitarbeit: *Nicole Gross*
Lektorat: *Edelgard Prinz-Korte*
Korrektorat: *Andrea Lazarovici*
Covergestaltung: *Ina Zimmermann*
Grafische Gestaltung und Satz: *Alina Mirwald, Ina Zimmermann*
Herstellung: *Frank Jansen*
Producing: *Jan Russok*
Druck & Bindung: *optimal media GmbH, Röbel*

1. Auflage 2025

Neumühlen 17, 22763 Hamburg
ISBN: 978-3-96584-560-2
Redaktionsanschrift:
ZS, Edel Verlagsgruppe GmbH,
Kaiserstraße 14b, 80801 München
www.zsverlag.de/kontakt
www.edelverlagsgruppe.de/kontakt

BILDNACHWEIS

Coco Lang: S. 118, 119, 124, 125, 127
Mathias Neubauer: 121, 123, 135, 137, 139
Claudia Timmann: 129, 131, 133
Pauline Karlson: 27, 43, 55, 73, 142
Shutterstock: S. 6, 9, 10, 12, 15, 16, 18, 21, 26, 39, 46, 65, 74, 75, 84, 87, 95, 96, 101, 102, 104, 106, 108, 109, 111, 112, 113, 114, 116, 117, 140, 141, 144, 146, 150, 153, 155, 156, 157, 158, 159, 163, 166, 168